중입자 가속 장치(HIMAC)의 전경

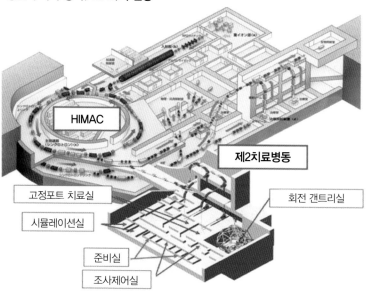

HIMAC

제2치료병동

고정포트 치료실

시뮬레이션실

회전 갠트리실

준비실

조사제어실

- 의료용으로 세계 최초인 중입자 가속 장치
- 본관(3치료실)에서 브로드 빔 조사법, 제2치료병동(3치료실)에서는 스캐닝 조사법이 실행됨

일본 국립방사선의학종합연구소(NIRS)의 연구 시설인 HIMAC은 면적이 축구장에 필적할 정도로 넓은 시설이다. 현재 각 기기를 최신 기술로 개량해 면적을 1/3로 줄이고, 제조 및 운전 비용을 크게 줄였다. 이 소형 중입자선 치료 장치는 이미 군마대학, 큐슈 국제 중입자선암치료센터, 카나가와켄 암센터에서 가동 중이다.

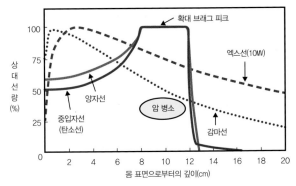

출처: 츠지이 히로히코, 《중입자선 암치료의 현재와 미래》

중입자선, 양자선 등의 입자선은 그 에너지에 따라 인체에 들어가는 비정(깊이)이 정해지고, 제일 끝부분 가까이에 도달하면 에너지를 급격히 방출해 멈춘다. 발견자의 이름을 따서 이 현상을 '브래그 피크'라고 한다. 한편 엑스선이나 감마선은 인체에 들어간 직후 최대한의 에너지를 방출하고, 그 후 천천히 약해져 뚫고 지나가는 성질이므로 방사선이 지나가는 길에 있는 정상 조직에 손상을 줄 수 있다. 중입자선 치료는 암 병소에 최대 에너지를 방출하는 것이 가능하기 때문에 부작용이 적고 치료 기간도 단축된다.

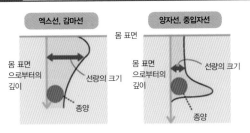

　선량 집중성이 높은 중입자선

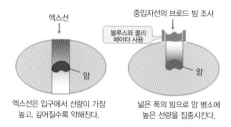

엑스선은 입구에서 선량이 가장
높고, 깊어질수록 약해진다.

넓은 폭의 빔으로 암 병소에
높은 선량을 집중시킨다.

　확대 빔(브로드 빔) 조사법

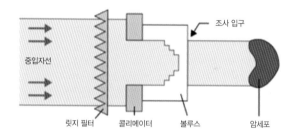

조사구역 형성장치 내부에 있는 릿지 필터로 중입자선이 절정일 때 폭을 조절해 콜리메이터
로 조사 범위를 지정하고, 볼루스로 깊이를 조절해 병소 형태에 맞는 조사를 실시한다.

　3차원 스캐닝 조사법

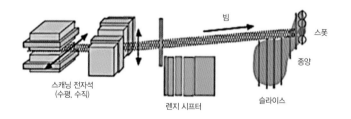

2011년부터 새로 채용한 방법이다. 미세한 빔을 3차원 방향으로 빠르게 움직여 병소를 빈틈
없이 조사해 암을 사멸시킨다. 또한 환자의 호흡에 따라 움직이는 폐나 간 등의 병소에도 고
정도 조사가 가능한 '호흡 동기 3차원 스캐닝법'도 개발되었다.

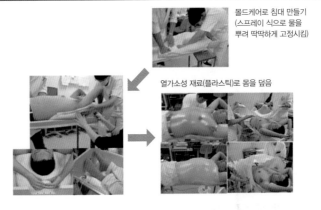

몰드케어로 침대 만들기
(스프레이 식으로 물을
뿌려 딱딱하게 고정시킴)

열가소성 재료(플라스틱)로 몸을 덮음

중입자선을 정확하게 조사하기 위해서는 고정구가 반드시 필요하다. 환
자의 체형이 모두 다르기 때문에 환자별로 모두 따로 만든다. 만드는 데
걸리는 시간은 20~60분 정도다.

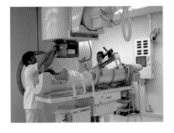

조사실에는 수평 · 수직 조사포트가 있고,
브로드 빔 조사법이 실행된다.

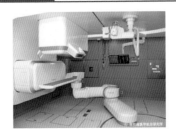

조사 방법은 전부 스캐닝 조사법으로,
치료대는 로봇 구동 방식을 쓴다.

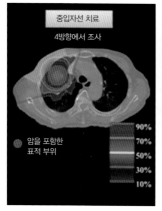
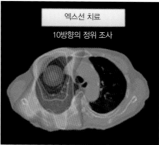

중입자선과 엑스선의 선량 분포를 비교한 사진이다. 오른쪽의 엑스선 정위 조사
와 비교하면 중입자선은 특히 녹색의 분포가 좁다. 중입자선의 선량 집중성이 높
기 때문에 주위에 있는 정상 조직의 조사 범위가 적어 그만큼 부작용을 줄일 수
있다는 것을 의미한다.

두개저 종양 중입자선(3방향)　　　　　　　엑스선 강도변조 조사법(9방향)

50%

정상조직에서의
조사범위는
중입자선이 적다

빨강:96% 초록:50% 파랑:30% 보라:10%

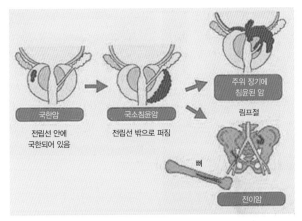

출처: 특정 비영리활동법인 전립선암계발촉진실행위원회

나이가 들면서 환자 수가 늘어가는 전립선암은 전립선 주위에 중요 장기(직장, 방광 등)이 근접해 있으므로 '핀 포인트'로 암을 공격할 수 있는 중입자선 치료가 적합하다.

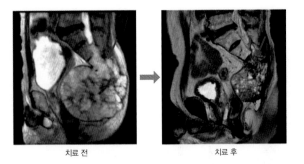

치료 전   치료 후

천골에는 보행과 관련된 신경이나 배설 기능을 담당하고 있는 신경이 있기 때문에, 절제 수술을 하면 보행이 어려워지거나 배설 장애 등 '삶의 질'에 영향을 끼친다. 중입자선 치료로 부작용을 줄이고 확실히 암을 억제하는 게 가능해졌다.

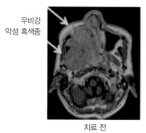
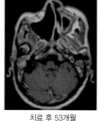

우비강
악성 흑색종

치료 전   치료 후 53개월

중입자선은 두경부암 중에 서도 조직형이 편평상피암 이외인 경우 유효하다. 이 환자의 경우는 오른쪽 위턱 에서 발생한 악성 흑색종인 데 중입자선 조사로 치료했 다.

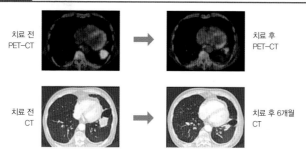

치료 전
PET-CT   치료 후 PET-CT

치료 전
CT   치료 후 6개월 CT

초기 암(비소세포암)에 대한 중입자선은 한 번의 조사로 치료가 끝난다. 이 환자의 경우는 1B 기 폐암이었는데 50GYE로 1회 조사 후 3년이 경과했는데 재발이 없다.

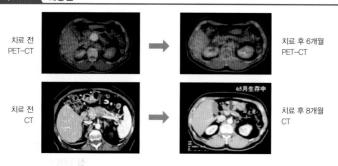

치료 전
PET-CT   치료 후 6개월 PET-CT

치료 전
CT   치료 후 8개월 CT

초기 발견이 어려운 췌장암의 경우, 암 세포 내부에 저산소세포의 비율이 크기 때문에 엑스선 대신 중입자선의 효과가 크다. 이 환자의 경우 중입자선 치료로 종양이 거의 사라졌다.

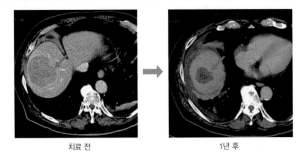

치료 전　　　　　　　　　1년 후

이 경우는 85mm의 큰 종양이었다. 큰 종양이어도 병소가 한 군데에 있다면 중입자선으로 치료가 가능하다.

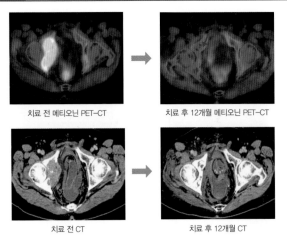

치료 전 메티오닌 PET-CT　　　　　　치료 후 12개월 메티오닌 PET-CT

치료 전 CT　　　　　　　　치료 후 12개월 CT

이 환자의 경우 암 병소가 오른쪽 골반에 침윤되었다. 상단 메티오닌 PET-CT 화면에 아주 강한 집적이 보인다. 오른쪽을 보면 뼈에 침윤된 종양이 완전히 없어졌다.

중입자선 암 치료

중입자선 암 치료

현대 과학과 의학이 이루어 낸 **기적의 치료법**

츠지이 히로히코 · 카마다 타다시 지음
(주)중입자치료지원센터코리아 옮김

매일경제신문사

서문 한국어판

현재 우리나라의 암 환자 수는 120만 명을 넘어섰습니다. 매년 20만 명의 암 환자가 발생하고 있으며 질병 사망자 3명 중 1명이 암으로 사망하고 있습니다. 이렇듯 전 인류에게 암은 생명을 빼앗아 가는 가장 위험한 질환 중 하나입니다.

암의 위협으로부터 국민의 건강을 지키기 위해 세계 각국은 끊임없는 노력을 하고 있으며, 암에 대한 치료법은 다양하게 발전 중입니다.

특히 일본은 1994년 약 1조 원의 예산을 들여 의료용 중입자 가속기를 개발해 암 치료에 도입했고, 현재는 일반 암에서부터 난치성 암까지 중입자선 치료를 적용해 다양한 종류의 암을 치료하는 것이 가능해졌습니다.

(주)중입자치료지원센터코리아는 이처럼 혁신적인 암 치료법 중 하나인 중입자선 치료를 우리나라의 암 환자가 이용할 수 있도록 2012년 10월 일본 중입자치료암환자지원센터와 업무협약을 체결해 2012년 12월에 설립된 기관입니다.

중입자 가속기를 암 치료에 도입한 일본 국립방사선의학종합연구소(NIRS)는 1년에 약 1,000명 정도의 암 환자만을 치료하기 때문에 외국인 환자에게 열린 치료의 문은 넓지 않습니다. 그럼에도 불구하고 우리나라의 암 환자가 중입자선 치료를 받을 수 있도록 기회를 연 곳이 바로 (주)중입자치료지원센터코리아입니다.

저희는 체계화된 시스템을 통해 일본 국립방사선의학종합연구소(NIRS)에서 유일하게 외래진료가 가능한 일본 입자선 암상담 클리닉과 MOU를 체결해 더 많은 우리나라 암 환자가 치료를 받을 수 있도록 지속적인 업무 관계를 유지 중입니다.

(주)중입자치료지원센터코리아는 설립 이후 지금까지 우리나라 암 환자에게 다양한 정보를 알려드리고자 '국제 암 정복 세미나'를 5회 동안 계속 개최했고, 중입자선 치료에 대한 더 많은 정보를 공유하기 위해 일본 국립방사선의학종합연구소(NIRS)의 카마다 타다시(센터장), 노다 코지(연구소장), 츠지이 히로히코(전 센터장), 야마모토 나오요시(외과 과장), 야마다 시게루(소화기내과 과장) 등 각 분야 일본 의료진들이 직접 세미나에 참석해 중입자선

치료에 대한 강연을 열었습니다.

2017년 7월 제6회 '국제 암 정복 세미나'에서는 우리나라 환자에게 암 치료의 다양한 정보를 공유하고자, 일본 국립방사선의학종합연구소(NIRS)의 츠지이 히로히코(전 센터장), 코토 마사시(골육종 과장) 등의 의료진이 참석해 강연하는 등 암 환자들이 희망을 가질 수 있는 중입자선 치료의 효율성을 강연하였습니다.

현대 과학이 이루어낸 '기적의 암 치료'로 불리는 중입자선 치료의 효율성이 알려져 우리나라에서도 동남권원자력의학원이 부산광역시 기장군에 시설 건립을 추진 중에 있고, 연세대학교 세브란스병원에서도 2020년까지 중입자선 치료 시설을 도입하겠다는 입장을 발표했습니다.

아직은 모든 이에게 생소한 중입자선 치료에 대해 잘 몰라 치료 시기를 놓치는 안타까운 현실을 접하며 암 환자들에게 보다 정확한 정보를 알리기 위한 목적으로 이 책을 번역하게 되었습니다.

책에 있는 환자 사례는 모두 치료 사실에 기초한 것이며 환자들의 실제 정보가 수록되어 있습니다. 암 치료에 있어 혁신적인 중입자선 치료에 대해 정확히 알고 암으로 고통받는 환자 여러분에게 조금이나마 도움이 되었으면 좋겠습니다.

이 책을 접한 모든 분들의 건강을 기원하며, 적극적인 치료로 투병을 극복하고 건강한 삶을 살아갈 암 환자분들을 응원합니다.

앞으로도 저희는 중입자선 치료 이외에도 다양한 암 치료법에 관한 정보를 제공해 우리나라 암 환자의 치유를 성심껏 지원하겠습니다.

감사합니다.

(주)중입자치료지원센터코리아

서문

입자선 치료, 끊임없이 발전하고 있다

현재 암의 3대 치료법은 수술 치료, 약물(항암제) 치료, 방사선 치료다. 각각 장단점이 있지만 방사선 치료를 받는 환자의 비율은 외국에 비해서 일본이 낮은 편이다. 가장 큰 이유는 방사선 치료에 대한 오해와 인식 부족으로 인한 것인데 더 많은 환자에게 이해를 구함과 동시에 의사들도 방사선 치료에 대해 많은 지식을 전달할 수 있도록 노력해야 할 것이다.

'지식이 결핍되면 사고를 할 수 없고 사고가 결핍되면 지식이 생길 수 없다'는 격언이 있다. 모르면 손해인 것이 세상의 이치다.

특히 죽음과 마주한 숙명을 짊어진 환자라면 치료법에 대해서 알 권리가 있을 뿐만 아니라 알 의무도 있다. 치료법에 대해 잘 아는 사람이 결국 병과의 싸움에서 이길 것이다. 치료에서 부작용 등의 고통을 최소한으로 억제하고, 치료 후 '삶의 질(Quality of Life)'을 최대한 유지하는 것을 염두에 둔 치료를 추구해야 한다. 그래서 이 책이 암 환자에게 조금이라도 도움이 되었으면 한다.

암에 대한 방사선 치료의 원칙은 방사선을 가능한 한 선택적으로 암 병소에 집중시키고, 주위에 있는 정상 조직에 미치는 영향을 억제하는 것이다. 엑스선이 발견된 것은 1985년 말이었고, 그 다음해에 사람에게 응용(이때는 단순히 통증 억제 용도)이 시작되었다. 그 이후 의학에서는 선량 집중성의 개선을 목표로 가속기나 조사 기술의 개발을 적극적으로 실행해 왔다. 그 결과 20세기 후반에서 21세기 초반에 걸쳐 정위 조사법이나 강도변조 방사선 치료 등 혁명적이라고도 할 수 있는 3차원 방사선 치료의 개발이 성공했다.

한편 1950년대에 개시된 하전입자선 치료는 입자선 그 자체가 치료에 적합한 성질이기 때문에 급속도로 주목을 받아 세계에서도 많은 지지를 받음과 동시에 시설도 점차적으로 증가하고 있다. 하전입자선만 해도 종류는 여러 가지다. 많은 종류의 입자선이 지금까지 임상시험에 제공되어 왔지만, 현재의 주류는 양자선과 탄소선(중입자선)이다.

양자선과 탄소선의 공통된 특징은 체내에 고선량성을 형성하고, 병소에 선택적 조사를 가능하게 한다. 질량 12 탄소핵의 가속된 탄소선(중입자선)은 엑스선보다 2~3배나 높은 생물효과(세포 치사작용)를 지니고 있으며 암 병소 내부의 산소농도나 세포주기에 따른 방사선 감수성의 차이에 별로 영향을 받지 않는 성질을 가지고 있다. 이와 같은 성질을 지닌 입자선을 활용할 수 있는 시대가 온 것이 암 환자에게는 아주 반가운 소식이 아닐 수 없다.

탄소는 우리들의 생활에 밀접하게 연관되어 있다. 탄소섬유는 가볍고 강도와 탄성이 우수하므로 의류는 물론 자동차나 비행기의 경량화 재료나 스포츠 용품, 건축 재료, 공업이나 의료 등 여러 가지 분야에서 이용되고 있다. 다이아몬드도 탄소만으로 구성된 물질이다. 이와 같이 탄소는 우리들 가까이에 있는 다양한 제품의 재료이다. 이 탄소가 다양한 암 치료에 이용되니 의학계에서도 기쁘게 생각한다.

입자선 치료에 대해서는 자세히 설명하겠지만 서론에서는 한 가지만 설명하겠다. 하전입자선 중에서 양자선 치료의 역사는 1950년대에 시작된 근대 광자선 치료와 거의 시기가 비슷하며, 미국 로렌스버클리국립연구소(LBNL)에서 1954년에 개시되었다. 즉, 양자선 치료의 선구자는 미국으로 그 후에는 스웨덴과 러시아가 뒤를 이었으며 일본과 유럽에서 유행해 현재에 이르렀다.

그에 비해 중입자선 치료는 양자선 치료와 같이 로렌스버클리

국립연구소에서 임상응용이 시작되었지만, 당시에는 네온이온이 주류였으며, 탄소선은 아주 적은 수의 병례에만 적용되었다. 탄소선을 본격적으로 이용하기 시작한 곳은 1994년도 일본 국립방사선의학종합연구소(NIRS)이다.

일반적으로 중입자선은 넓은 의미로 헬륨선이나 탄소선, 네온선 등의 총칭으로서 탄소핵을 가속시킨 것을 탄소선이라 말하지만 일본에서는 탄소선을 중입자선이라 말하므로 이 책에서는 특별한 일이 없는 경우 중입자선이 탄소선을 뜻하는 것으로 이해하면 된다.

2015년 일본을 포함한 세계에서 가동 중인 입자선 치료 시설은 합계 66곳이다. 66곳 중 양자선이 56곳, 중입자선이 10곳(중입자선 단독 5곳, 병용 5곳)이다. 그중에서도 일본은 양자선 10곳, 중입자선 5곳(병용 1곳)으로 합계 15곳이라는 높은 비율을 차지한다.

2014년 기준 전 세계에서 입자선 치료 환자 수는 13만 명이지만 그중 일본은 약 3만 명에 달한다. 시설 수와 환자 수를 모두 인구로 환산하면 세계 최대의 규모이다.

쓰쿠바대학에서 양자선 치료에 종사한 1988년 당시 세계에서도 양자선 시설이 겨우 6곳(일본 2곳 포함)밖에 없었던 것을 생각하면 격세지감을 느낀다. 시설 수가 확대됨에 따라 환자 수도 비약적으로 늘어났다. 여러 가지 질환 중에서도 특히 심부 장기암의 치료는 일본이 선도 중이며, 오늘날 세계적으로도 높은 평가를 얻고 있다.

중입자선 치료는 암 치료의 큰 혁명일 뿐만 아니라 이와 관련된 기업의 활약도 놓칠 수 없다. 일본에서는 관련 기업 수가 세계 1위이며 기술력도 월등하다. 앞으로 일본의 의료기기는 내시경카메라 등과 함께 아웃바운드(홍보나 제공 등의 프로모션 행위)의 큰 전력이 될 것으로 기대한다.

중입자선 치료는 암에는 보다 강하고, 환자에게는 보다 안전한 치료법이다. 적용 환자의 확대 등 환자의 부담을 보다 가볍게 하는 신기술의 개발도 실행 중이다. 아무쪼록 이 책을 통해 많은 독자들이 중입자선 치료의 가능성을 알게 된다면 좋겠다.

CONTENTS

환자에게 부담이 덜한 중입자선 치료

 중입자선, 어려운 암 치료에 도전하다

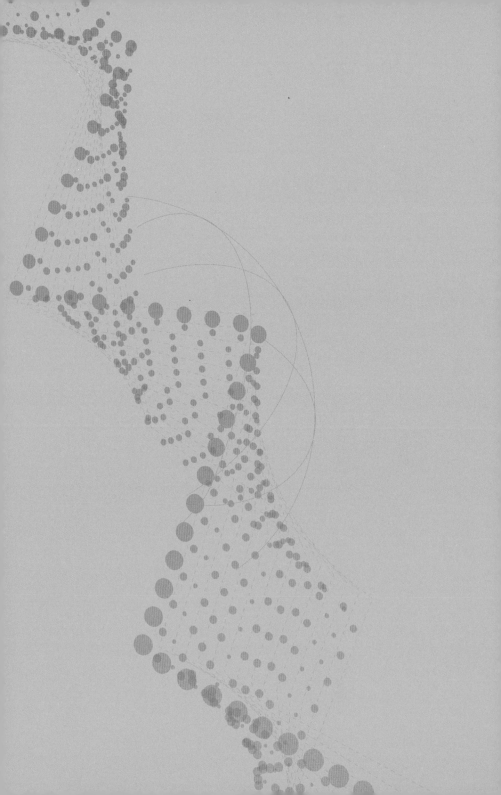

제 **1** 부

지금은 국민병이 된
암이라는 병

01
환자가 치료법을 결정하는 시대

3명에 1명이 암에 걸리고, 2명에 1명이 암으로 사망한다

일본에서 암이라고 진단된 사람은 연간 101만 200명, 사망하는 사람은 37만 400명으로 예측된다(2016년 국립암연구센터 암대책정보센터 조사 기준). 환산하면 대략 일본 국민 3명 중 1명이 생애에 암에 걸리고, 2명 중 1명은 암으로 사망한다는 것이다. 4인 가족이면 그중 2명은 암에 걸리고 최저 1명은 사망한다는 뜻이므로 암은 국민병이라고 불려도 과언이 아니다.

2025년에는 일본 국민 중 암 사망자 수가 연간 150만 명에 달한다고 예측되므로 이 국민병인 암을 예방하고, 암이 걸렸을 경우 신속하고 정확한 치료를 실행하는 것이 아주 중요한 과제다. 자료 1, 2는 일본 남녀별·부위별 암 환자 수, 사망자 수다.

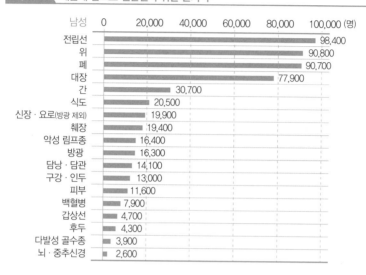

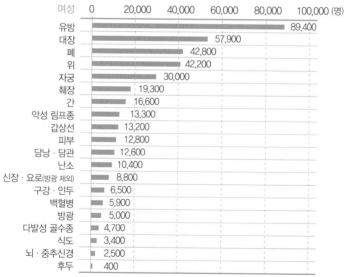

출처: 일본 국립암연구센터 암대책정보센터 2015년 암 통계 예측

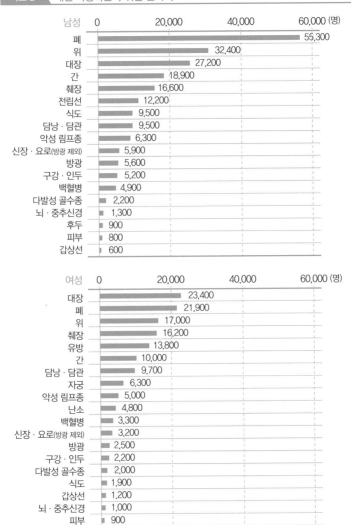

출처: 일본 국립암연구센터 암대책정보센터 2015년 암 통계 예측

남성에게 가장 많이 발병하는 부위가 전립선인데 사망자수를 보면 6위이며, 여성에게 가장 많이 발병하는 부위는 유방암인데 사망자 수는 5위다. 둘 다 치료법이 발전한 것이 그 이유다. 나중에 자세히 설명하겠지만 중입자선 치료는 전립선암에 상당히 효과적이다.

다행히 조기 발견의 증가와 치료법 발전에 의해 암의 10년 생존률은 58%(일본 국립암연구센터 조사 기준)로 크게 개선되었다. 과거 암은 '죽음의 병'이라고 무서워했었지만 오늘날 다양한 치료법으로 인해 그렇게 비관적인 병은 아니다. 크기가 1㎝ 이하의 초기 암이라면 치료율 100%를 노릴 수 있게 되었기 때문이다.

서문에서 밝혔듯 암의 3대 치료법은 수술 치료, 약물(항암제) 치료, 방사선 치료다. 이들 치료법은 확실히 발전하고 있다. 예를 들어 약물 치료에서는 부작용을 최소한으로 억제하는 분자표적 약 등이 개발되고, 방사선 치료에서는 여러 가지 화상 진단법의 비약적인 발전과 더불어 부작용을 억제하면서 암세포를 공격하는 치료법이 확립되고 있다. 중입자선 치료도 그중 하나의 치료법으로 자리매김할 것이다.

이와 같은 의학의 발전에도 불구하고 암은 아직까지 '무서운 병'이라고 생각되는 게 현실이다. 그 가장 큰 원인 중 하나가 암세포는 연령과 성별에 관계없이 본인이 자각하지 못한 상태에서 생기고, 신체를 갉아먹는 경우가 많아서가 아닐까 생각된다. 게

다가 암은 마지막까지 억제하는 데 상당한 시간이 걸린다. 10년 생존율이 58%라고 하지만 환자는 긴 시간 동안 죽음의 공포와 마주해야 한다.

세포의 상처가 암이 되는 데 20년 이상의 시간이 걸린다

인간은 1개의 수정란에서 태어나고 세포분열을 반복하면서 성장한다. 성인의 몸은 약 60조 개의 세포로 구성된다. 이 세포들 전부에는 핵과 막이 있으며 각 핵 중심에 유전자가 있다. 암은 이 유전자군이 어떠한 이유로 이상을 일으키고(변이), 회복되지 않는 상태가 지속되면 암으로 변화한다. 유전자에는 '가속' 역할의 암 유전자와 '제동' 역할의 암 억제 유전자가 있어 이 중 어떠한 유전자에 변이가 생겨 균형이 깨지면 암이 발생한다. 현재 암이 발생하고 진행되는 과정에는 3가지의 단계가 있다고 본다(자료 3 참고).

암은 어느 날 갑자기 발생하는 것이 아니다. 1단계인 '계기'에서는 이니시에이터(Initiator)라고 불리는 발암성 물질이 세포핵에 있는 DNA에 상처를 입힌다. 이 단계에서는 아직 암이 발생하진 않았지만, 이니시에이터는 담배에 있는 타르나 자외선, 방사선, 석면, 여타 바이러스 등으로 알려져 있다. 사람에게 암을 발병시

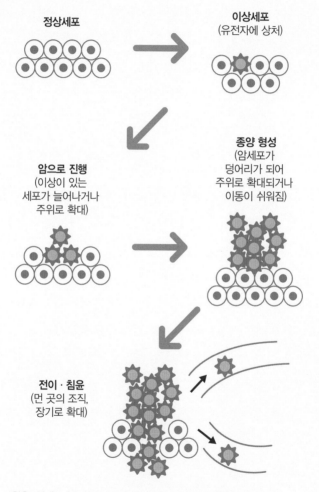

정상세포

이상세포
(유전자에 상처)

종양 형성
(암세포가
덩어리가 되어
주위로 확대되거나
이동이 쉬워짐)

암으로 진행
(이상이 있는
세포가 늘어나거나
주위로 확대)

전이 · 침윤
(먼 곳의 조직,
장기로 확대)

※침윤: 암세포가 주위의 조직이나 장기에 스며들듯 확대되는 것

출처: 일본 국립암연구센터 암대책정보센터

키는 바이러스는 상인두암을 일으키는 에프스타인-바바이러스
(EVB), 자궁경부암을 일으키는 인유두종 바이러스(HPV), 간세포
암을 일으키는 B형, C형 간암 바이러스(HBV, HCV), 성인의 T세
포 백혈병을 일으키는 HTL 바이러스-1(HTLV-1)가 있으며, 또
위암을 일으키는 헬리코박터 파일로리균 등이 알려져 있다.

이렇게 생긴 암 예비 세포들은 2단계인 '촉진'으로 생활습관이
크게 관련되는 프로모터(Promotor)에 의해 암으로 변화한다. 예를
들면, 위암의 식염, 대장이나 췌장암의 지방, 식도암의 알코올
등이 대표적이다. 3단계인 '증식'은 발생한 암세포가 점점 분열·
증식하는 과정이다.

암은 하루에 약 3,000곳에서 발생한다고 알려져 있지만 대부
분 세포 자신의 힘으로 회복한다. 하지만 어떠한 이유로 상처가
회복되지 못하고 축적되는 경우가 있다. 게다가 그 상처가 암으
로 변하는 데에는 20년 이상의 시간이 걸린다.

충분한 시간에 걸쳐 성장한 암세포인 만큼 한 번에 퇴치하는
것은 어렵고 무척 어려운 상대라는 것은 틀림없다. 예방으로도
한계가 있으므로 가능한 정기적으로 검진을 받고 빠르게 암을 발
견해 적절한 치료를 받는 것이 중요하다.

희망을 주는 치료법이 필요하다

과거 일본에서 암 선고는 환자 본인이 아닌 배우자, 친척 등 가족에게 알리는 것이 일반적이었다. 그러나 최근에는 고령자나 어린아이라 할지라도 환자 본인에게 암 선고를 알리는 것이 일반적이다. 선고를 받고 본인이 희망하는 치료법을 선택할 수 있으며 치료 이후 삶의 방향도 결정할 수 있다. 그러기 위해서는 가족이나 주변 사람들의 격려가 필요한 것은 너무도 당연하다.

일본 국립암연구센터의 조사에 따르면 암이라고 진단된 사람이 1년 이내에 자살할 가능성은 일반적 자살에 비해 20배 이상 높다고 한다. 암 선고를 받은 사람들 중에서는 집에서 나오지 않거나 '나는 이제 곧 죽는다'고 자포자기하여 마음의 동요로 우울증에 걸리는 사람도 적지 않다.

필자(츠지이)가 쓰쿠바대학의 양자선의학센터에 부임한 1988년 당시 유럽과 미국에서는 이미 당사자에게 암 선고를 하는 것이 보통이었지만, 일본에서는 아직 일반적이지 않았으며 그 시비를 놓고 격론이 한창이었다. 환자는 "치료는 전부 선생님께 맡기겠습니다"라며 자신의 병에 대해 적극적으로 알려 하는 의지가 적은 시대였다. 이러한 경향에 변화가 나타나기 시작한 것은 1990년대 이후였으며 이제 암 선고를 환자 자신이 받는 것은 당연한 것이 되었다.

환자에게는 암 선고 다음부터가 진짜 시작이다. 치료법을 의사에게 맡길지 자신이 주도적으로 추구할 것인지의 선택을 해야 한다. 필자의 병원에서는 환자가 주도적으로 치료법을 선택하게 끔 가능한 한 환자의 이야기를 듣도록 한다. 환자가 무엇을 원하고 있는지를 알기 위해서다.

주치의는 가족과 같은 마음이 되어 환자에게 보다 나은 치료를 목표로 하고 있다. 그리고 환자가 암이라는 병에 절망하는 일 없이 '일상생활로 돌아갈 수 있다'는 희망을 주려 노력하고 있다. 물론, 암은 어려운 상대이므로 모든 암에 대해 중입자선 치료가 유효하다는 것은 아니다. 일단 확실하게 이야기해 둘 필요가 있다.

암이라는 병과 당당히 마주하기 위해서는 암이나 치료법에 대해 배워야 한다. 그 다음에 본인이 판단한 치료법으로 주치의와 함께 필사적으로 싸워야 한다. 이 책이 그때 자료로 활용되었으면 한다.

치료와 일의 양립이 필요한 시대가 되었다

암에 대한 데이터를 보면 암이 국민병이 되었음에도 불구하고 암 환자의 차별이나 편견이 없어진 것은 아닌 듯하다. 2014년 기준으로 일본에서 32만 5,000명이 일과 통원 치료를 병행한다고 하니 아직 충분한 사회적 배려가 이루어진다고 할 수 없다. 치료와 일이 양립하는 것에 대한 기업의 이해도 필요하다.

도쿄도의 '암 환자의 직장에 관한 실태조사'를 보면 응답자의 21.3%가 암에 걸린 후 퇴사를 했다. 그 이유로는 치료 및 요양에 전념하기 위해, 체력적으로 일을 지속하는 것이 곤란해서, 주위에 피해를 끼치고 싶지 않아서가 상위 3위를 기록했다(자료 4 참고).

필자는 이 데이터를 보고 생각에 잠겼다. 최근의 암 치료는 조기 퇴원 및 통원 치료가 당연하다. 그만큼 환자가 일하면서도 치

자료 4 암에 걸린 후, 퇴직한 환자의 비율

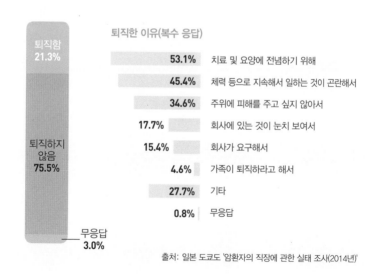

퇴직함 21.3%

퇴직하지 않음 75.5%

무응답 3.0%

퇴직한 이유(복수 응답)

53.1%	치료 및 요양에 전념하기 위해
45.4%	체력 등으로 지속해서 일하는 것이 곤란해서
34.6%	주위에 피해를 주고 싶지 않아서
17.7%	회사에 있는 것이 눈치 보여서
15.4%	회사가 요구해서
4.6%	가족이 퇴직하라고 해서
27.7%	기타
0.8%	무응답

출처: 일본 도쿄도 '암환자의 직장에 관한 실태 조사(2014년)'

료를 받을 수 있는 환경이 중요한데, 사회적 배려가 아직 불충분하다는 것을 나타내고 있기 때문이다.

다행인 것은 일본 후생노동성에서 암 환자의 치료와 일을 지원하는 가이드라인을 2016년 2월에 공표했다는 것이다. 이 가이드라인에 따라 환자나 기업, 병원 등이 연대하여 사회적인 서포트 체제가 충실해지는 것을 강하게 바라고 있다.

뒤에 3부에서 소개하겠지만 중입자선 치료는 다른 방사선 치료에 비해 치료 기간은 아주 짧으며 초기 암이나 간암은 빠르면 1~2회에 치료가 끝나고, 전립선암도 약 3주로 치료가 종료된다. 게다가 거의 대부분 통원 치료로 끝나기 때문에 직장이 가까우면 일하면서 치료를 받는 것이 충분히 가능하다.

조기 퇴원, 통원 치료의 흐름은 앞으로 더더욱 거세어질 것이다. 그렇기 때문에 치료법에 대해서도 환자 자신이 잘 이해하고 선택해야 한다.

삶의 질까지 생각한 치료법

배우자나 부모가 암에 걸렸을 경우 가족들의 슬픔은 그전의 생활이 행복했던 만큼 크고 깊을 것이다. 그러므로 가족과 하나가 되어 암과 맞서는 이야기는 누구에게나 감동을 준다.

남겨진 가족을 위해 요리법을 딸에게 필사적으로 가르치려는 엄마, 아무것도 못하는 남편을 위해서 많은 메모를 남겨 두는 부인, '왜 나한테?'라면서 슬퍼하다가 팬들에게 "안녕"이라는 마지막 메시지를 남기고 간 배우 등 암을 둘러싼 여러 가지 이야기는 투병의 끔찍함을 보여 주기도 하면서 사람의 강인함이나 홀가분함도 알려준다.

중입자선 치료를 받은 환자에게도 여러 이야깃거리가 있다. 뒤에 5부에서 설명하겠지만 암을 이겨내고 지금까지와 다른 인생을 사는 사람들이 적지 않다. 자신이 경험한 중입자선 치료의 현실을 전달해 많은 암 환자를 격려하는 것에 힘쓰는 여성도 있다.

이들의 생활은 여러 가지 치료법을 찾는 환자에게 의사의 말보다 귀중한 정보가 될지도 모른다. 암과의 싸움에 도전한 체험담을 아낌없이 전달하는 환자의 노고에 의사들도 감사할 뿐이다.

1960년대부터 방사선 치료가 시작되었지만 당시 치료는 암을 국소적으로 치료하는 것이 최선이었으며 치료 후 부작용까지 생각할 여유가 없었다. 암이 없어지면 그것으로 감지덕지였다.

하지만 지금은 상황이 많이 달라졌다. 가능한 삶의 질을 지키는 치료법이 필요해졌고 이제 그것이 가능해졌다. 난치성 암에 걸려 여러 병원을 전전해도 해결되지 않아 포기하려고 했던 환자가 중입자선 치료로 암을 극복했을 때 맛보는 기쁨이 바로 의사의 기쁨이다. 이 기쁨이 중입자선 치료를 더더욱 발전시키는 에너지가 될 것이다.

02

발전하는 3대 암 치료법

자신에게 맞는 치료를 선택하는 시대

암의 3대 치료법으로는 수술 치료, 약물 치료, 방사선 치료가 있다. 어떤 치료법이 유효한가에 대해서는 암의 진행도나 발생 부위, 조직형 등에 의해 달라진다. 이 중에서 중입자선 치료는 방사선 치료에 포함되지만 모든 부위와 모든 암에 대해 대응하지는 못한다. 이에 대해서는 3부에서 자세히 설명하겠다.

어떤 치료법이 최선인지에 대해서는 주치의와 상담을 하는 것이 제일 좋지만, 다른 의사의 소견이나 경우에 따라서는 제삼자의 의견도 참고해 최종적으로 스스로 결정을 내리는 것을 추천한다. 의학 전문가도 아닌 환자 자신이 판단하는 것에 자신 없다고 생각할지 모르겠지만, 앞으로의 내 인생이 걸려 있다 생각하고 용기를 내야 한다. 치료 내용에 대해 의사의 의견이 각자 다른 경우 치료의 가능성은 물론 삶의 질, 일에 임하는 자세 등 각자의 인생관이나 라이프스타일에 따라 치료법을 결정하는 것이 좋다.

고령자 중에서 암과 공생하며 운명을 다하고 싶다고 생각하는 경우도 늘어났다. 그것도 또 하나의 인생관이다. 하지만 그 경우라도 자신의 암이 중입자선 치료의 적용이 되는지 아닌지에 대해 문의할 것을 강하게 추천한다. 다행히도 적용이 된다고 판단된다면 치료 때문에 체력이 떨어지는 일은 적으므로 고령자에게도 유효한 선택 방법이 된다. 의견을 들어 보고 결단를 내려도 늦지 않다.

치료법은 항상 발전한다. 인터넷을 통해 정보를 얻을 수 있지만 환자 모임 등에 연락을 하는 것도 하나의 방법이다. 실제 체험을 바탕으로 한 귀중한 정보를 받을 수 있을 것이다.

내 목숨이 걸린 일이므로 망설이면 안 된다. 중입자선 치료를 받고 암을 극복한 어떤 여성은 다른 병원에서 치료를 제대로 받지 못하고 망설이다가 우리 병원에 전화를 하여 중입자선 치료 적용이 된다고 판명되어 치료를 받은 아주 상황이 잘 맞아떨어진 경우였다. 이 여성은 중입자선 치료를 알게 된 것에 대해 "정말 기적이다"라고 말했지만 그것은 기적도 그 무엇도 아닌, 노력 끝에 찾은 행운이라고 할 수 있다. 이런 체험이 꼭 중입자선 치료에만 있는 것은 아니다. 다른 치료법에도 있으므로 꼭 참고하길 바란다.

같은 의사라 해도 분야가 다르면 중입자선 치료에 대한 지식을 전혀 가지고 있지 않아도 이상하지 않다. 주치의가 유명한 의사라 해도 주저하지 말고 환자 자신이 바라는 치료법을 추구해야 한다. 당신의 열의가 전달된다면 주치의도 더 친밀하게 다가올 것이다. 그러면 암의 3대 치료법에 대해서 간단히 소개하겠다.

03

수술 치료

암 치료법의 기본, 내시경 치료도 급속도로 보급되고 있다

지금까지 일본에서는 수술 치료가 암 치료법의 중심에 있었다. 절제가 가능하다면 암의 원발 병소를 절제하고, 림프절 전이도 같이 잘라 버리므로 가장 확실한 치료법이라 할 수 있을지도 모른다. 단, 당연한 이야기이지만 절제가 불가능한 부위에 생긴 암에 대해 적용이 불가능하고 장기를 절제하므로 그 장기의 기능을 잃어버리는 경우가 있다.

신체에 메스를 대는 만큼 회복에 시간이 걸리는 것도 단점 중의 하나다. 이 단점을 줄이기 위해 절제 범위를 최소한으로 하는 온존 수술도 발전하고 있다. 예를 들면 초기 유방암의 유방온존 치료법이나 직장암에서는 항문을 절제하지 않는 항문 괄약근 온

존수술 등이 표준적이다.

최근 주목받고 있는 것이 내시경적 절제술이다. 예를 들면 직장암의 경우 직경 12~15㎜의 튜브를 항문으로 삽입해 맹장 근처까지 넣어 장의 상태를 모니터로 관찰해 되돌아오면서 용종이나 암을 절제하는 방법이다. 진단과 치료를 동시에 할 수 있는 것이 최대의 장점이다. 진단 전에 대장의 내부에서 변을 제거하는 등 준비가 약간 귀찮긴 하지만 참을 수 있는 범위다. 이 치료법은 초기 암으로 림프절 전이가 적은 위암, 식도암, 대장암 등에 활용된다.

최근에는 튜브의 끝에 달린 나이프도 고성능화되어 병소를 절제하는 확실성도 높아졌다. 단, 암세포가 점막 밑 피부까지 침투해 내시경을 이용한 절제가 적절하지 않은 경우 복강경 수술을 하는 경우가 많아졌다. 이것은 흉벽이나 복벽에 구멍을 뚫어 작은 카메라가 달린 내시경을 삽입해 모니터를 보면서 병소 부위를 절제하는 것이다. 복강경 수술은 간담췌(간·담낭·췌장) 영역의 수술에는 적용이 어렵지만 직장암, 대장암에 대해서는 잘 보급되어 환자의 부담이 한결 가볍다. 또한 항문에 가까운 직장암일 경우 항문을 남겨 두는 수술도 가능하다.

최근에는 수술지원 로봇을 이용한 수술 역시 주목을 받고 있다. 의사의 부담을 덜어주고 보다 정교한 시술이 가능하므로 반가운 소식이 아닐 수 없다.

04

약물 치료

계속된 신약의 등장, 이제 새로운 단계로

암세포의 증식을 방지하고 전이나 재발을 방지하기 위한 약물이 항암제이다. 수술 치료나 방사선 치료는 국소적인 암 병소에 대한 치료이지만, 약물 치료는 보다 넓은 범위에 효과를 나타낸다. 특히 혈액이나 림프의 암에는 약물 치료가 힘을 발휘한다.

수술 전 암세포를 줄어들게 하기 위해 약물 치료를 이용하기도 한다. 중입자선 치료에서도 암의 종류와 환자의 상황에 따라서 사전에 항암제를 추천하는 경우가 있다.

약물 치료는 활발하게 증식하는 암세포를 치료하기 위해 암세포뿐만 아니라 피부나 장, 골수, 모근 세포 등 세포가 분열하거나 증식하는 것으로 기능을 유지하는 조직이나 기관에도 영향을 끼친다. 이것이 부작용이다. 머리카락이 빠지는 것은 전형적인 부작용이지만 그것보다도 환자에게 괴로운 일은 구역질, 식욕 저하, 설사, 팔다리 저림 등 일상생활에 영향을 끼치는 것이다.

어떤 환자는 "죽지 않기 위한 항암제이지만 죽을 만큼 힘들었다"고 이야기했다. 최근에는 이러한 증상을 억제하는 약도 개발되고 있다. 부작용의 고통 때문에 약물 치료를 거부하는 환자도 있으니 부작용은 심각한 문제라고 할 수 있다.

최근 새로운 유형의 '암 면역 치료'가 주목받고 있다. 암세포에는 면역세포의 공격을 피하는 기능이 있지만, 이것을 억제하는 새로운 약이 있는데 '면역 체크 포인트 저해제'라고 한다. 그 대표적 예인 '옵디보(Opdivo)'는 암세포를 직접 공격하지 않고 면역세포의 활동을 촉진시켜 면역세포가 암세포를 공격하게 한다. 일본에서는 일단 피부암의 악성 흑색종에 승인되었고 비소세포 폐암에도 보험 적용이 확대되었다. 모든 폐암 환자에게 효과가 있다고는 할 수 없지만 옵디보의 투약으로 암이 줄어든 경우는 전체 유형에서 20%라고 수치가 공개되었다. 획기적인 효과를 보이는 만큼 매우 비싸며, 표준적인 방법으로 투여하면 가격이 연간 약 3,500만 엔(약 3억 6,000만 원)에 이른다. 이것이 의료보험 재정을 압박한다며 일본 정부가 2016년 말에 긴급히 가격을 내려 2017년 2월부터는 공식적 가격이 반으로 줄었다.

제약회사의 자료에 따르면 2014년 일본 승인 이후 2016년 4

월 말 현재 5,976명 중 2,856명에게 부작용이 있었고, 이 중 763명이 중증의 병례였다. 이 약도 부작용과 전혀 상관이 없는 것은 아니다. 하지만 이러한 약이 개발되어 공적 의료보험이 적용되었다는 것은 훌륭한 발전이다.

면역력을 높이는 치료법으로 임상시험이 시작된 치료법은 펩타이드 백신 치료이다. 이것은 암세포 표면에 있는 단백질의 단편(펩타이드)를 암 백신으로써 피하에 투여하고, 면역력을 높여 재발을 방지하는 것이다. 초기의 폐암을 수술로 절제하고 항암제 등의 치료를 실시한 후 펩타이드 백신 치료를 실시한다. 과연 임상시험의 결과는 어떻게 나올까? 임상시험 종료까지 앞으로 2년이 남았다.

05
방사선 치료

정상 세포에 영향을 줄이는 3차원 조사법 연구가 진행 중

암과 같이 분열이 활발한 세포는 방사선의 영향을 받기 쉽다고 알려져 있다. 방사선은 세포분열 때 필요한 DNA를 공격해 파괴하거나 절단을 촉진시킨다. 즉, 새로운 세포로 바뀌는 횟수가 많으면 많을수록 암세포를 사멸시킬 수 있는 기회도 늘어난다.

방사선 치료의 최대 장점은 수술 치료처럼 장기를 절단하지 않고도 치료 효과를 기대할 수 있다는 것이다. 즉, 장기를 온존하는 것이 가능하다는 것이다. 방사선의 부작용으로는 빈혈, 백혈구 감소, 피로감, 식욕 감퇴, 구역질, 구내염, 구강 건조, 탈모 등이 있지만, 치료 부위에 따라 달라지고 개인차도 있다.

방사선이 암 치료에 처음으로 이용된 지 약 120년이 흘러 방

사선 치료의 개선이 거듭되고 방사선생물학의 연구와 컴퓨터 화상해독 기술도 발전해 방사선 치료는 현격하게 발전했다. 그로 인해 조사 선량을 가능한 암 병소에 집중시키고 주위의 조직에 최소한으로 하도록 되었다.

이처럼 장점이 많은 방사선 치료이지만 일본에서는 방사선 치료를 선택하는 환자는 700곳의 시설에서 약 22만 명(2015년 추정 25만 명)으로 29%에 불과하다. 미국이나 유럽과 비교하면 아직 소수이다.

'잘 모르겠다', '무섭다', '어렵다'라며 방사선 치료를 멀리하는 경우가 많을 수도 있다. 물론 최근에 훨씬 개선되었지만 방사선 전문의의 수에 한계가 있는 것 역시 방사선 치료를 받는 환자 수에 영향을 끼치는 것으로 보인다.

효과를 높이는 새로운 치료법의 계속된 등장

방사선 조사는 암세포뿐만 아니라 주위의 정상적인 세포에도 영향을 끼친다. 이것을 최소한으로 억제하기 위해 여러 가지 치료법이 개발되는 것이 정말 다행이다.

예를 들어 암이 있는 부위에만 여러 방향으로 고선량을 집중 조사하는 '정위 방사선 치료'가 있다. 지금까지는 작은 종양이라도 주위의 정상 세포를 보호하기 위해 조사 선량에 제한을 둘 수밖에 없었지만, 이 방법은 집중 조사가 가능하므로 선량을 크게 높이는 것이 가능하게 되었다. 단기간으로 대량의 선량을 집중시키면 암세포를 효과적으로 파괴시키는 것이 가능하다. 단 아쉬운 점은 이 조사법의 대상이 되는 암은 약 3㎝ 이하의 병소로 이보다 큰 경우에는 치료법을 쓸 수 없다.

광물인 코발트에서 얻은 감마선을 이용한 정위 조사를 가능하게 한 치료법이 이른바 '감마 나이프'로 이것은 주로 뇌내 질환(뇌종양, 뇌동정맥기형 등)에 사용된다.

현재는 방사선 치료 장치인 직선 가속기(라이낙)을 통한 고정도 조사법을 통해 조사 구역의 형태를 자유자재로 변화시켜 조사가 가능하게 되어, 형태가 부정확하고 큰 병소에 대해서도 유효한 조사가 가능한 치료법도 개발되었다. 이 치료법은 '강도변조 방사선 치료(IMRT)'라 불리고, 이 전용 장치로는 '토모테라피'가 있다. 강도변조 방사선 치료가 가능해진 이유는 방사선 조사량 등을 정확히 제어하는 컴퓨터 기술의 발전과 각종 화상 진단기술의 발전에 의한 것이다. 이것이 더욱 발전한 것이 화상유도 조사법이다. 이 화상 진단기술은 중입자선 치료에도 위력을 발휘하고 있다.

화상 처리기술과 방사선을 고정도로 조사하는 기술을 융합시킨 것이 '동체 추미 방사선 치료'이다. 이 전용 장치는 '사이버 나이프'인데 암 환자의 호흡 등에 의해 움직이는 폐, 간, 췌장 등의 병소를 실시간으로 따라가 조사하는 것이 가능하다.

　　이상 암의 3대 치료법을 간단하게 정리해 보았다. 이 치료법들은 각자 단독으로 실행되는 것이 아니라 병의 상태나 암의 진행도, 발생 부위 등에 따라 여러 가지 방법으로 조합하는 것이 보통이다. 또한, 면역 체크 포인트 저해제와 같은 면역 치료법이 제4의 치료법으로써 주목받고 있다.

　　각각의 치료법에는 장단점이 존재한다. 이 장점을 최대한으로 살리고 단점을 최소화시키는 것을 목표로 하는 치료가 이 책의 주제인 중입자선 치료이다.

　　물론 중입자선 치료에도 한계가 있다. 이 한계를 돌파하는 연구는 계속되고 있지만 암세포한테는 강하고, 환자에게는 피해가 적은 치료라는 것은 유효하다.

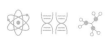

현대 과학과 의학이 이루어 낸 기적의 치료법

중입자선 암 치료

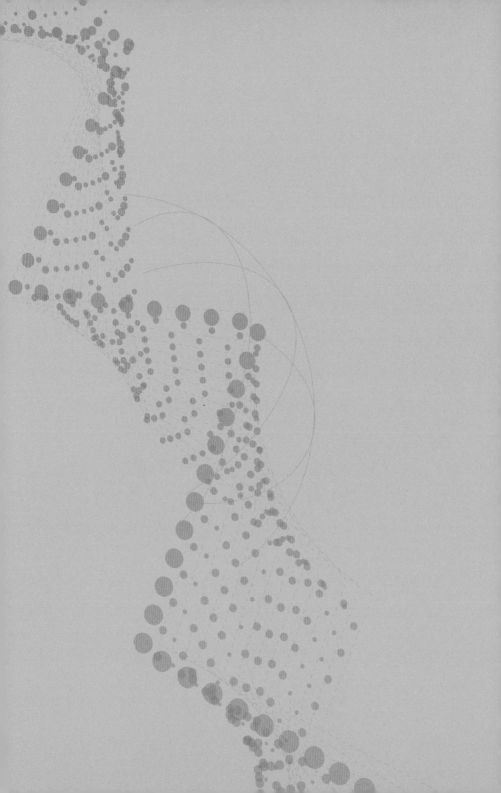

제**2**부

중입자선,
암 치료의 큰 무기가 되다

01

방사선 치료의 강점

눈부시게 발전하고 있는 방사선 치료

암의 3대 치료법 중 하나인 방사선 치료는 1부에서도 설명한 것처럼 일본에서의 적용 환자 수가 일정하게 유지되고 있다. 일본 방사선종양학회 통계에 의하면 방사선 치료를 받은 환자 수는 2005년의 약 20만 명에서 2011년에는 25만 명으로 늘었지만, 그 사이에 암으로 진단된 사람도 연간 67만 명에서 85만 명으로 늘었으므로 방사선 치료를 받은 환자 수는 거의 변하지 않았다고 할 수 있다.

이러한 이유로는 방사선 치료를 전문으로 하지 않는 의사가 방사선 치료의 장점을 충분히 이해하지 못한 점, 방사선에 대한 환자의 막연한 불안과 정보 부족, 방사선 치료 전문의가 일본에 약 1,000명밖에 없다는 등이다.

방사선 치료의 하나인 중입자선 치료에 대해 잘 모르는 의사가 많다. 외과 의사라면 아예 모르는 의사가 많지는 않지만 치료 내용을 자세하게 이해하는 사람이 많다고는 할 수 없는 상황이다.

치료법의 선택지가 적어지는 것은 환자에게는 불행한 일이다. 방사선 치료의 기술은 나날이 발전하고 있다. 방사선에 대한 장기의 내용 선량도 밝혀지고, 환자를 고통스럽게 했던 부작용을 최소한으로 억제하면서 효과는 최대인 치료법이 가능해졌다.

방사선 치료의 역할 중에는 근치 조사뿐만 아니라 완화 조사라고 하는 것도 있다. 이것도 방사선 치료가 위력을 발휘하는 것 중 하나다. 유방암이나 폐암 등이 뼈로 전이되는 경우가 있는데, 이 경우의 고통은 경험한 사람이 아니면 이해하지 못할 정도의 심한 고통인 경우가 적지 않다. 또는 암이 상대정맥을 압박해 안면이 붓거나 이 때문에 기도협착을 일으켜 호흡곤란에 빠지는 경우도 있다. 이런 경우 고통이나 압박을 개선하기 위한 방사선 치료는 상당히 유효하다.

암이라는 병과 마주하기 위해서는 환자도 암에 대한 지식을 쌓고 여러 가지 치료법을 이해하는 것이 필요하다.

삶의 질을 높이는 치료법을 선택하는 시대

지금까지의 암 치료법은 발생 부위, 진행도, 환자의 체력 등을 감안해 주치의가 결정하는 것이 일반적이었으며, 환자는 "선생님께 맡기겠습니다"라고 하였지만 오늘날의 암 치료는 주치의가 몇 가지의 선택지를 환자에게 제시하고 최종적으로 환자가 치료법을 결정하는 것이 새로운 흐름이다.

물론 주치의가 전문 지식을 가지고 있으므로 그 의견을 존중하지 않으면 안 되지만 환자에게는 자신의 의견이나 희망이 있을 것이고 그것을 기본으로 한 치료법을 선택할 권리도 있다. 의사를 신뢰하되 모든 것을 맡기지 않는 자세가 필요하다.

삶의 질을 생각할 경우 암이 발생한 장기의 기능이나 형태에 결손이 적은 방사선 치료는 더욱 좋은 평가를 받아도 좋다. 예를 들면 목소리를 온존하는 후두암 치료, 몸의 외관이나 오감을 온존하는 두경부암 치료, 유방을 온존하는 유방암 치료, 호흡 기능을 온존하는 폐암 치료 등 방사선 치료는 큰 효과를 가지고 있다.

암이 국민병이 되어 버린 이상 치료 후 생활도 보통의 때로 돌아가고 싶은 환자의 희망은 당연한 일이다. 중입자선 치료로 암을 극복한 환자의 대부분이 '나아서 다행이다'라고 생각하는 것에 그치지 않고 이전의 생활로 돌아간 것에 기쁨을 느끼고 있다. 이와 같이 중입자선 치료는 단순히 암을 국소적으로 치료하는 것만이 아니라 삶의 질을 유지하는 것을 가능하게 하는 치료법이다.

방사선 치료의 종류는 다양하다

여러 이유로 불안정해진 원자는 안정된 상태가 될 때 원자 안에 비축한 여분의 에너지를 방출하는데 이때 방출되는 에너지가 방사선이다. 즉, 방사선은 원자에서 방출된 에너지로서 물질을 통화하는 능력을 가진 것이다. 조금 전문적인 설명이지만 방사선이란 결국 높은 운동 에너지를 가지고 공간 또는 매질(媒質, medium)을 전파하는 전자파 또는 입자의 흐름인데 구체적으로는 엑스선, 감마선 등의 파장이 아주 짧은 전자파(고에너지의 광자선)과 전자선이나 양자선, 중입자선(탄소이온선 등), 중성자선 등의 고속으로 움직이는 입자의 흐름(입자선)을 가리킨다.

일반적인 방사선 치료에서 사용되는 엑스선은 투과력이 강한 높은 에너지의 광자선으로 라이낙이라는 직선가속기로 발생시킨다. 큰 에너지의 엑스선은 폐, 복부, 뼈 등의 깊은 부분의 치료에 사용되며, 비교적 작은 에너지의 엑스선은 뇌, 두경부, 유방 등의 치료에 사용된다. 감마선은 방사성동위원소의 붕괴에 따라 방출된 방사선으로 외부로부터의 조사에서는 오로지 '코발트 60'에서 나온 감마선이 사용되었지만, 지금은 거의 라이낙에서 나온 엑스선으로 바뀌고 있다.

전자선이란 전자의 흐름이다. 전자선은 몸 안에 들어가면 어떠한 일정의 깊이보다 깊숙하게 들어가지 않는 성질이 있으므로 비교적 얕은 부분의 암 치료에 자주 사용된다. 방사선은 물질을 통과하는 능력을 가지고 있다. 방사선 치료의 주류는 비교적 소량의 방사선을 신체의 외부에서 심부의 암세포에 통상 10~40회로 나눠 외부 조사한다. 1회의 조사로 모든 암세포가 죽는 것은 아니지만, 조사를 반복하는 것으로 손상이 축척되어 결국 암세포를 전부 사멸시키는 것이 가능하다. 이것을 분할조사라고 한다.

1회의 조사량을 2GYE(GYE는 물질이 단위질량당 방사선에서 받는 에너지의 양을 뜻함) 정도인데 이것에는 이유가 있다. 신체 심부에 있는 병소에 방사선을 조사하면 병소까지 가는 길에 닿는 장기나 조직에도 손상을 준다. 일반적으로 방사선에 의한 상처는 암세포일 경우 크고, 정상 세포일 경우에는 작은 편이므로 2GYE 정도의 방사선에 의한 상처라면 정상 세포는 어느 정도 치유력으로 회복하는 능력을 가지고 있다.

방사선을 소량씩 조사하는 이유가 여기에 있다. 하지만 장기나 조직이 전혀 상처를 받지 않는다는 것은 아니다. 이것이 여러 가지 부작용으로 환자에게 고통을 주게 된다.

암 병소를 겨냥해 조사하는 기술의 개발

병소 이외의 손상을 가능한 적게 하기 위해서는 방사선을 병소에 집중시키는 것이 필요하고 이것을 가능하게 하는 기술도 개발되고 있다.

'강도변조 방사선 치료(IMRT)'나 '정위 방사선 치료(SRT)'라고 하는 물리적으로 선량을 집중시키는 이른바 '고정도 조사 기술'이 20세기 후반에 개발되어 많은 병원에 도입되었다. 강도변조 방사선 치료는 방사선을 작은 빔으로 나눠 각각의 강도를 바꿔가며 종양의 형태에 따라 몸의 각 방향에 쏠 방사선의 선량 분포를 작성한다. 컴퓨터로 각 방향에서 '불균일한 선량분포'를 계산하고, 모든 방향의 조사를 종합하면 암 병소에 최적인 선량 분포가 출력된다.

정위 방사선 치료는 방사선을 다방향으로 병소에 집중시키는 방법이다. 이를 위한 전용 장치는 201개의 코발트 선원을 반구 형태의 헬멧에 배치한 장치로 '감마 나이프'라고 한다. 1968년에 스웨덴의 의사 라스 렉셀(Lars Leksell)이 개발한 장치로, 소집점으로 집중하는 설계다.

한편 1990년대가 되어 이 원리를 기준으로 라이낙을 이용한 방사선을 체간부 병변에 집중시키는 시스템도 개발되었다. 이것이 '체간부 정위 조사(SBRT)'이며 일본이 주도해 임상응용이 진행되었고 주로 간이나 폐에 있는 3㎝ 미만의 작은 암 치료에 사용되고 있다.

통상 방사선 치료에서는 1회에 2GYE 전후의 선량이 사용되지만 정위 방사선 치료 또는 체간부 정위 조사에서는 보다 큰 선량을 조사할 수 있으므로 치료 기간을 단축시킬 수 있다는 장점이 있다.

이와 같은 고도의 선량 집중법을 쓸 때 대상이 되는 장기가 호흡으로 인해 움직이거나 병소가 움직이거나 위치가 바뀔 가능성이 있다. 이것은 핀포인트(Pin-Point)로 병소를 겨냥하는 중입자선 치료에서도 발생한다. 병소의 움직임이나 위치가 바뀌는 것을 억제하는 '호흡동기 조사'나 '화상유도 방사선 치료(IGRT)'라는 기술도 개발되었다.

02

방사선 치료의 약점

방사선은 전진할수록 약해진다

　방사선 치료는 나날이 발전하고 있지만 한계가 있는 것도 사실이다. 고도의 선량 집중법이 개발되었다고 하지만 아쉽게도 조사한 부분이 전부 치료되는 것은 아니며 또한 부작용의 가능성도 없지 않다.

　방사선은 빛의 일종인데, 빛은 광원이 가장 밝고 나아갈수록 약해지는 성질을 가지고 있다. 엑스선도 감마선도 투과성이 높은 빛이라고 할 수 있으므로 신체에 조사했을 경우 표면이나 표면에 가까운 곳, 예를 들면 암 병소가 신체 깊숙한 곳에는 큰 선량이 닿지만 그곳에 도달한 후에는 선량이 꽤 약해진다. 이 약점을 극복하기 위해 앞에 설명한 것처럼 선량 집중 기술들이 개발되었지만 다방면에서 조사하는 만큼 정상 조직에도 영향을 끼칠 위험이 있다.

뇌종양은 원래 수술이 확실한 방법이었지만 최근에는 감마 나이프나 라이낙을 이용한 정위 방사선 치료가 이용된다. 특히, 정상 세포와의 경계가 확실하게 나눠진 전이성 뇌종양에서는 큰 성과를 보이고 있다.

두경부암 중에서는 편평상피암이 많은데 방사선 치료와 약물 치료를 병용해 외관을 손상하는 일 없이 치료 후 삶의 질을 유지할 수 있게 되었다.

유방암은 초기 암이어도 전부 적출하는 수술이 대부분이었지만 최근에는 조건만 맞다면 암 병소만 절제하는 수술 치료 및 방사선 치료를 병행하는 방법이 표준이 되었다.

식도의 편평상피암은 두경부암과 마찬가지로 방사선 치료와 약물 치료를 조합한 방법이 효과를 보이고 있다. 이것도 치료 후 환자 삶의 질을 중요하게 생각하기 때문이다. 이렇게 삶의 질을 중요하게 생각한 치료법이 늘어나고 있는 것은 정말로 좋은 일이다. 의학의 발전이 환자의 희망을 이루어 줄 수 있게 된 것이다.

방사선 치료는 이 밖에도 폐암, 자궁암, 전립선암, 악성 림프종 등에 효과가 있지만 위나 대장, 직장 등의 소화기관에 발생한 암 또는 소화기관 주위의 암에는 적용되지 않는다. 소화기관은 방사선에 약하고, 과다한 조사가 출혈, 궤양 등 중증의 부작용을 초래할 위험이 크기 때문이다.

같은 부위에 발생하는 암이어도 암의 조직형에 따라 방사선 효과가 달라진다. 암의 유형에는 편평상피암, 선암, 육종 등이 있지만 선암이나 육종에 방사선 치료는 별로 효과를 보이지 않는다. 어느 부위에도 선암이나 육종은 치료가 어렵지만 중입자선 치료는 양호한 성적을 받고 있다. 이에 대해서는 뒤에서 자세하게 설명하겠다.

이와 같이 방사선 치료는 모든 암에 유효한 것은 아니다. 그러나 방사선 치료를 과소평가할 수는 없다고 생각한다. 수술 치료나 약물 치료에도 약점이 있다. 이 책에서 소개하는 중입자선 치료도 아직은 모든 암에 적용되지는 않는다.

최근에는 복수의 치료법을 조합한 '집학 치료'가 활발하게 실행되고 있다. 이것 역시 의학의 발전의 하나라고 할 수 있을 것이다.

03

통상 방사선 대비
3배나 많은 세포 치사효과를 가진 중입자선

일반적인 치료로 인정받고 있는 중입자선 치료

입자선 치료에는 몇 가지 종류가 있다. 지금까지는 오로지 양
자선과 중입자선이 사용되었다. 일본에서 양자선 치료는 1979
년 일본 국립방사선의학종합연구소(NIRS)가 임상연구를 개시했
으며, 쓰쿠바대학 양자선의학이용연구센터에서 1983년 임상시
험을 개시했다.

중입자선은 1994년 일본 국립방사선의학종합연구소(NIRS)가
임상시험을 개시해 현재에 이르고 있다. 치료 연구의 역사는 아
직 20년 정도에 불과하지만 일본의 실적은 양과 질에서 세계 1위
라고 할 수 있다(자료 5 참고).

일본 국립방사선의학종합연구소(NIRS) 부속기관인 중입자의

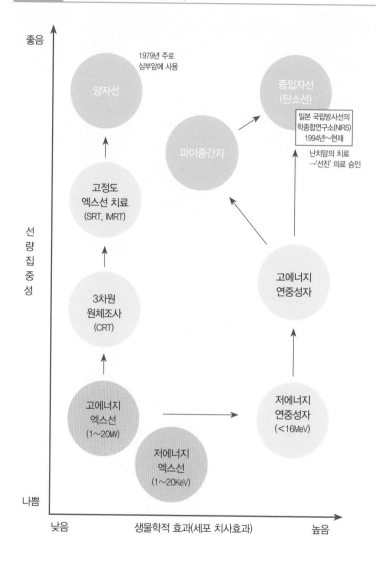

과학센터는 입원 시설이 있는 병원인데 여기서 이루어지는 치료는 연구 활동의 일환이다. 임상연구의 성과로 중입자선의 치료 효과가 인정되었고 2003년에는 일본 후생노동성에서 '(고도) 선진 의료'의 승인을 얻었다.

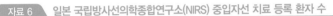

자료 6   일본 국립방사선의학종합연구소(NIRS) 중입자선 치료 등록 환자 수

(1994. 6~2016. 2. 23)

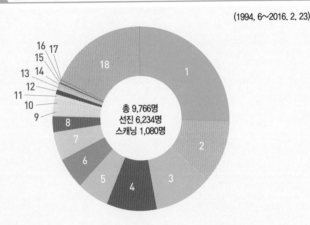

총 9,766명
선진 6,234명
스캐닝 1,080명

1. **전립선: 2,523(25.8%)**
   선진:2,191 스캐닝: 889
2. **골연부: 1071(11.0%)**
   선진: 850 스캐닝: 41
3. **두경부: 1,038(10.6%)**
   선진: 715 스캐닝: 89
4. **폐: 897(9.2%)**
   선진: 313
5. **췌장: 557(5.7%)**
   선진: 311
6. **간: 550(5.6%)**
   선진: 319

7. **직장암 수술 후: 486(5.0%)**
   선진: 412
8. **부인과: 273(2.8%)**
   선진: 39 스캐닝: 2
9. **안과: 177(1.8%)**
   선진: 135
10. **중추신경: 106(1.1%)**
11. **두개저: 92(0.9%)**
    선진: 68 스캐닝: 3
12. **소화기관: 92(0.9%)**
13. **복부 림프절: 80(0.8%)**
    선진: 73 스캐닝: 1

14. **눈물샘: 29(0.3%)**
    선진: 8 스캐닝 7
15. **스캐닝 조사: 21(0.2%)**
16. **유선: 7(0.1%)**
17. **신장: 7(0.1%)**
18. **총합: 1,755(18.0%)**
    선진: 800 스캐닝: 47

그로부터 13년 정도가 흘러 일본 국립방사선의학종합연구소(NIRS)의 중입자선 치료 등록 환자 수는 2016년 8월 기준 약 1만 명이다(자료 6 참고).

골연부 종양

골연부 종양의 치료법으로는 병의 상태에 따라 수술 치료, 약물 치료, 방사선 치료 등이 실행되고 있지만 종양이 체간부에서 발생한 경우 광범위한 절제로 인하여 신체 일부의 기능을 잃는 경우가 적지 않다. 그러나 중입자선 치료라면 기능을 온존할 가능성이 높아지고 삶의 질을 확보할 수 있다.

중입자선 치료는 삶의 질을 보장한다는 점에서 상당히 유효한 치료 수단이라고 확신할 수 있다. 중입자선 치료는 통증도 없고, 일에 복귀하기까지의 시간도 짧으며 기능의 결손도 적다는 특징이 있기 때문이다.

암 환자에게 큰 혜택을 주는 중입자선 치료는 도대체 어떤 치료일까?

가속기로 만들어지는 중입자선

방사선에는 다음과 같이 2가지 종류가 있는데 여기에서는 ②
번에 대해 설명하겠다.

① 빛이나 전파의 종류인 광자선: 엑스선이나 감마선
② 전자나 양자, 중성자, 원자핵의 흐름의 입자선: 전자선, 알
　파선, 중성자선, 양자선, 중입자선 등

모든 물질은 원자에서 만들어진다. 자료 7은 이 원자의 구조

자료 7 　원자의 구조

● 양자
● 중성자
● 전자

원자는 양자와 중성자에서
만들어진 원자핵의 주위를
전자가 돌고 있는 구조이다.
이와 같이 전자와 중성자, 양
자, 원자핵 등이 고속으로 가
속되어 방사선이 된다.

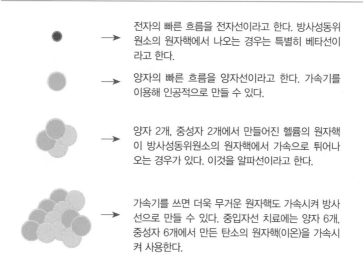

전자의 빠른 흐름을 전자선이라고 한다. 방사성동위원소의 원자핵에서 나오는 경우는 특별히 베타선이라고 한다.

양자의 빠른 흐름을 양자선이라고 한다. 가속기를 이용해 인공적으로 만들 수 있다.

양자 2개, 중성자 2개에서 만들어진 헬륨의 원자핵이 방사성동위원소의 원자핵에서 가속으로 튀어나오는 경우가 있다. 이것을 알파선이라고 한다.

가속기를 쓰면 더욱 무거운 원자핵도 가속시켜 방사선으로 만들 수 있다. 중입자선 치료에는 양자 6개, 중성자 6개에서 만든 탄소의 원자핵(이온)을 가속시켜 사용한다.

를 심플하게 나타낸 것이다. 원자는 양자와 중성자에서 만들어진 원자핵이 중심에 있고 이 주변을 전자가 돌고 있는 구조다. 가속기를 통해 원자를 구성하는 전자나 양자를 아주 빠르게 가속시키면 입자선(방사선의 종류)이 된다. 중성자는 전하를 가지지 않으므로 직접 가속시키는 것이 불가능하지만, 다른 입자를 가속시켜 돌파시켜 중성자선을 2차적으로 얻을 수 있다.

전자의 빠른 흐름은 전자선, 양자의 흐름은 양자선이라고 한다(자료 8 참고). 양자보다 무거운 원자핵을 가속시켜 방사선으로 만드는 것이 중입자선이다. 입자를 가속시키기 위해서는 원자에서 전자를 걷어내 전기를 띄울(이온 상태) 필요가 있다. 탄소, 네온 등의 하전 원자핵을 광속 70~80%에 가깝게 가속한 것을 중입자선이라고 하는 것이다.

앞에서도 설명했지만 중입자선의 종류로는 헬륨선, 탄소선, 산소선, 네온선, 아르곤선 등 여러 가지 종류가 있다. 이 중 탄소핵을 가속시킨 것이 탄소선이며 이것을 우리들은 중입자선이라고 한다. 이 책에서도 탄소선을 중입자선이라고 부르겠다.

자료 9는 원자핵의 질량비를 나타낸 것이다. 원자핵이 무거워질수록 가속을 위해 필요한 에너지가 커져 가속으로 인해 만들어진 중입자선의 파괴력도 커진다. 암을 공격하는 파괴력은 통상 방사선의 2~3배에 달한다.

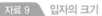 **자료 9** 입자의 크기

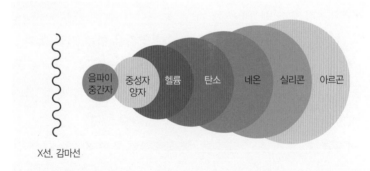

중입자선이란 양자보다 무거운 입자 빔의 총칭으로 이 책에서는 탄소이온선을 가리킨다. 또한 양자선 및 탄소이온선을 포함한 경우를 입자선이라고 한다.

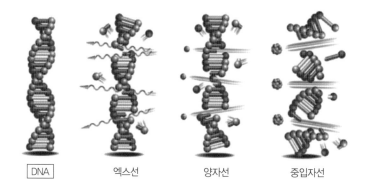

DNA　　엑스선　　양자선　　중입자선

　방사선 치료의 목적은 암세포에 있는 이중나선 모양의 DNA
를 절단하는 것이다. 엑스선이나 양자선에서는 싱글 절단이 중
심이지만 중입자선의 경우에는 이중 절단이 대부분이고 그만큼
세포 치사작용이 높아진다. 중입자선의 에너지가 높으므로 이
작용이 더 효과적이다(자료 10 참고).

입자선은 체내를 똑바로 통과해 딱 맞게 멈춘다

　엑스선이나 감마선을 체외에서 조사하면 몸 표면에 가까운 곳
에서는 선량이 최대가 되고 체내로 들어가면 들어갈수록 선량이
감소한다. 따라서 한 방향으로의 조사로 몸 안 깊은 곳에 있는

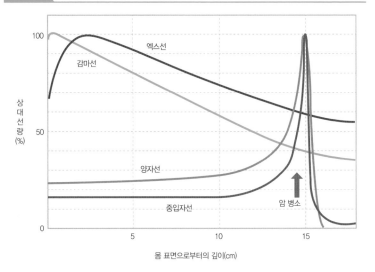

병소에 충분한 손상을 주려면 병소보다 약간 얕은 곳에 있는 정상 조직에도 큰 손상이 갈 수 있다. 최근에는 여러 방향에서 병소를 조사하는 강도변조 방사선 치료나 정위 방사선 치료 등의 기술이 개발되어 선량 분포의 개선이 실험되고 있다.

양자선이나 중입자선 등의 입자선은 그 에너지에 따라 체내에 들어가는 비정(깊이)이 정해져 있고 그 비정 끝의 가까운 곳에서 에너지를 급속하게 방출시켜 멈추는 성질을 가지고 있다. 이 현상을 '브래그 피크(Bragg peaK)'라고 한다.

여기서 가속기를 이용해 입자의 에너지를 조절하고, 병소가

자료 12   입자선의 피크를 확대

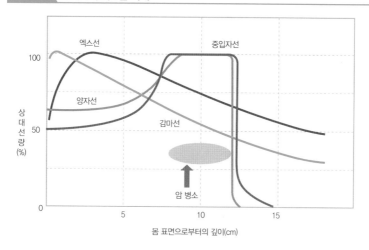

자료 13   입자선과 통상의 방사선 조사의 차이점

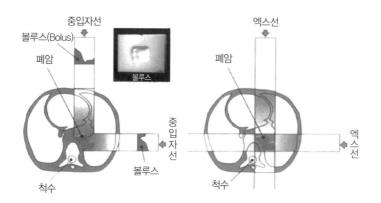

있는 부분에서 입자가 멈추도록 조정하면 몸 표면에서 조사하는 곳까지 가는 길에 있는 정상 세포에는 별로 영향을 주지 않고 암세포만을 살상하는 것이 가능하다(자료 11 참고). 이러한 성질을 가지고 있기 때문에 중입자선 치료가 부작용이 적은 것이다.

실제로 암 병소는 깊이, 방향, 두께를 지니고 있기 때문에 중입자선을 병소에 똑같이 조사하기 위해서는 원래는 작은 브래그 피크를 병소의 두께 방향에 펼치는 작업이 필요하다. 이 빔의 형태를 '확대 브래그 피크'라고 부른다(자료 12 참고).

자료 13은 중입자선과 방사선을 병소에 조사한 경우의 차이를 나타낸 것이다. 엑스선은 몸의 표면에 가까울수록 선량이 높고, 몸의 중심에 들어갈수록 약해지며 게다가 병소를 뚫고 그 뒤까지 진행된다. 이것이 병소 주위의 정상 조직에 필요 없는 손상을 준다. 자료 10은 폐암의 선량 분포와 선량 집중성에 대해 엑스선과 중입자선을 비교한 것이다.

실제 중입자선 치료에서는 '볼루스(Bolus)'라는 필터를 사용해 암 형태에 맞는 조사를 실행한다. 주위 조직에 손상을 최소화하고 병소만을 겨냥한 조사가 가능한 것이다.

저산소의 암세포에도 유효한 중입자선

　자료 14는 중입자선, 양자선, 엑스선을 비교한 것이다. 양자선의 세포 치사효과는 종래의 엑스선, 감마선과 거의 같지만 선량 집중성에서 우수하다. 중입자선은 선량의 위치가 흔들리거나 옆 방향으로 퍼지는 것이 양자선보다 적고 세포 치사효과는 양자선에 비해 2~3배 높다.

　자료 14를 보면 '저산소 암에 대한 효과'를 설명하는데 이것에 대해 간단하게 설명하겠다. 방사선은 세포분열이 활발한 암세포일수록 감수성이 높다고 앞에서 설명했다. 활발한 세포분열을 지원하는 것은 세포 내 산소이며 방사선을 조사하면 세포를 방해하는 활성산소를 발생시켜 암세포에 손상을 준다.

　암세포가 분열을 반복하는 동안 덩어리의 크기가 커지면 조직

자료 14　중입자선, 양자선, 엑스선의 특성 평가

	중입자선	양자선	엑스선
선량 집중성	○	○	×
선량 분포의 정확성	○	△	×
생물학적 효과	양자선 대비 3배	엑스선 대비 1.1배	1
저산소 암에 대한 효과	○	×	×
방사선 저항성 암에 대한 효과	○	×	×
분할 조사 횟수가 적음	○	△	×

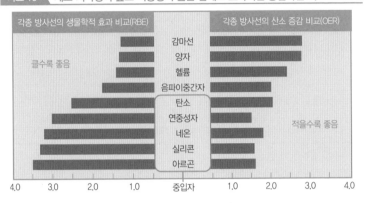

각종 방사선의 생물학적 효과 비교(RBE)　　　각종 방사선의 산소 증감 비교(OER)

클수록 좋음

감마선
양자
헬륨
음파이중간자
탄소
연중성자
네온
실리콘
아르곤

적을수록 좋음

4.0　3.0　2.0　1.0　중입자　1.0　2.0　3.0　4.0

의 중심부는 괴사한다. 이렇게 되면 산소가 충분하게 전달되지 않아 암세포는 산소 결핍 상태가 된다. 암세포가 저산소 상태에서 살아남는 것은 가능하지만 방사선의 효과가 현저하게 약해지는 상태에 빠져서 양자선이나 엑스선으로는 대응이 어렵다. 반면 중입자선의 경우에는 암에 대한 치사효과가 크게 줄어드는 일은 없다.

　방사선 치료는 암세포가 분열하는 시기를 노려 조사해 효과를 기대할 수 있다. 이 세포분열 빈도가 높은 암세포일수록 방사선 감수성이 높다고 한다. 즉, 방사선의 치료 효과가 높다는 것이다. 자료 14를 보면 방사선 저항성 암이라는 말이 있는데 방사선 감수성이 낮은 암이다. 즉, 분열 빈도가 낮은 암에 대해서도 중입자선의 세포 치사성은 거의 변하지 않는다는 것이다.

엑스선에 저항을 나타내는 종양(선암, 선양낭포암, 악성 흑색종, 육종 등)에 대한 중입자선 치료는 유효성이 인정되어 2003년 10월에 일본 후생노동성으로부터 '고도 선진 의료'로 승인을 받았다.

중입자선 치료에서 중입자선의 특성을 최대한 활용하기 위한 기술이 개발되고 있다. 개발이 진행된다는 것은 중입자선을 통한 암 치료에 큰 기대를 걸 수 있다는 것이다. 그리고 이를 이용하는 환자가 늘어나면 늘어날수록 환자가 혜택을 받는 기술 개발도 진전되는 이른바 선순환 구조가 생긴다.

3부에서는 어떤 조사 기술이 최신 의료인지 살펴보겠다.

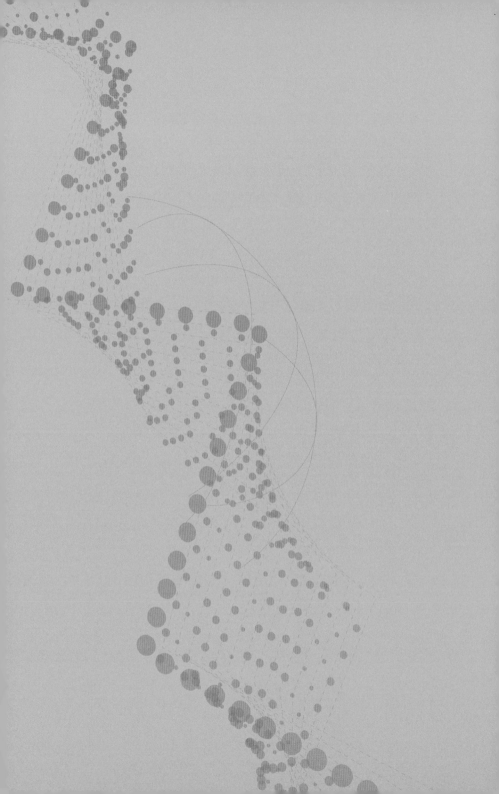

제**3**부

환자에게 부담이 덜한
중입자선 치료

01
중입자선 치료를 지탱하는 최신 기술

중입자선을 만드는 가속이 치료의 시작이다

앞서 1, 2부에서 중입자선에 대해 대략적으로 소개했다. 확실한 건 중입자선이 암 치료에서 대단히 유리한 성질을 가졌다는 것이다. 암 병소를 정확히 노려 집중 공격하고 사멸시키는 데 그치지 않는다. 치료에 통증과 부작용이 적고 정상 조직을 다치게 하는 일 없이 환자 삶의 질을 지키는 치료법임을 독자들이 이해했으리라 생각한다.

이 치료법의 주인공은 중입자선이지만, 이 중입자선을 만드는 것이 가속기라 불리는 기관이다. 중입자선 치료에서는 탄소 원자가 지닌 6개의 전자 전부를 떼어낸 '6가 탄소핵(탄소이온)'을 싱크로트론(Synchrotron)이라 불리는 원형 모양의 가속기를 통해 광속의 약 70%까지 가속시키는 것이 치료의 시작이다.

1993년에 세계에서 처음 이 장치의 개발에 성공한 곳이 일본 국립방사선의학종합연구소(NIRS)로 1994년 6월부터 탄소선(중입자선)에 의한 치료가 시작되었다. 따라서 탄소이온을 이용한 중입자선 치료는 일본에서 시작됨과 동시에 의료용 중입자선 가속기로서는 '세계 최초'인 것이다.

이 가속기 장치는 'HIMAC'이라 이름 붙여졌는데 기능을 충분히 발휘하게 만들기 위한 건설 및 설비 규모가 상당히 커졌다 (권두 자료 1 참고). 건설비와 연구비 등에 막대한 자금을 투입한 결과 환자는 치료비 면에서 부담을 많이 덜게 되었다. 현재 중입자선 치료를 더 많은 사람들이 받게 하기 위해 가속기를 소형화하는 계획이 진행 중이다. 일부는 이미 실용화되었고 의료기기 제조사와의 협력도 얻고 있기에 머지않은 장래에 더욱 소형화가 가능하리라 본다. 그때야말로 중입자선 치료가 명실공히 '일반적인 치료법'이 될 것이다.

탄소 이온을 싱크로트론으로 가속한다

암 병소에 조사하는 경우 중입자선을 광속의 70% 정도(1초 동안 지구 위를 5.5바퀴 돌 정도의 속도)로 가속시키면 환자의 몸 안

25~26㎝ 깊이까지 조사할 수 있다(자료 16 참고).

HIMAC은 싱크로트론이라 불리는 장치를 갖췄다. 먼저 이온 장치에서 이온을 만든다. 이 탄소이온을 직선가속기(라이낙)를 통해 광속의 11% 정도로 가속시키고 둘레 130m, 직경 40m의 거대한 원형의 싱크로트론으로 보낸다. 빔 입자가 원형 궤도를 빙빙 돌면서 에너지가 커진다. 여기에 자장(磁場, magnetic field)을 올려 같은 궤도를 돌도록 조정한다. 그리고 지정된 치료에 적합한 에너지에 달했을 때, 궤도에서 이탈시켜 빔으로 쏘는 것이다.

이것으로 끝이 아니다. 가속기에서 나온 입자선은 가느다란 빔이라 암 병소에 조사하기 위해 굵게 만들 필요가 있다. 그래서 빔을 '산란체'를 지나게 해 굵게 만들고, 이어 수평·수직으로 배치된 전자석을 통해 원형 모양으로 확장시킨다. 또한 빔이 가장

자료 16 탄소이온 도출법

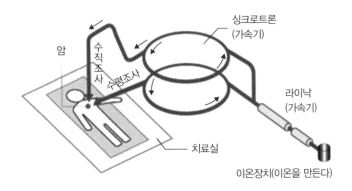

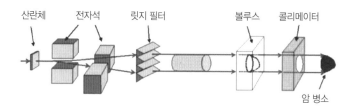

산란체   전자석   릿지 필터   볼루스   콜리메이터

암 병소

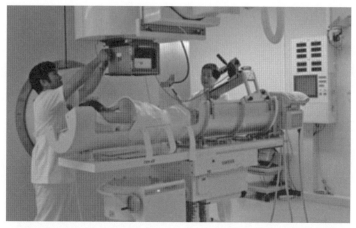

치료실에는 수평·수직 조사 포트가 있어 조사범위 형성장치에 따라 브로드 빔 조사법을 시행하고 있다.

강해졌을 때 짙어지게 만들기 위해 릿지 필터를 통과시킨다.

암의 형태는 하나가 아니기 때문에 다음 작업은 빔을 각 환자의 암 형태로 정형하는 것으로 이를 위해 사용하는 게 콜리메이터(Collimator)이다. 예전에는 놋쇠판을 암 형태에 맞춰 파낸 걸 썼지만 지금은 여러 판을 이용해 임의적 형태의 구멍을 만들 수 있는 다방성 콜리메이터를 사용하고 있다(자료 17 참고).

빔이 암 병소에 형태에 맞춰 열리는 콜리메이터의 구멍만 통과하기에 암 병소 외의 주변 조직에 중입자선이 조사되는 일이 거의 없어진다는 뜻이다. 조사되는 제일 끝 방향의 도달 거리를 조절하는 것도 중요하다. 이를 위해 중입자선이 병소 심부에서 최대 에너지에 달하므로 병소의 심부에 맞추기 위해 폴리에틸렌 판을 암 형태에 맞춰 깎은 '볼루스'를 사용한다(자료 5, 8, 17, 18 참고).

02

고속 3차원 스캐닝 조사법

꼼꼼하게 칠하듯이 암 병소를 조사한다

가속기에서 나온 입자선은 아주 가늘어 최고조에 달하기가 어렵다. 그 가느다란 빔을 환자의 CT 검사 수치에 기초해 다시 만들거나, 릿지 필터 등의 기구를 통해 병소의 형태에 맞춰 넓힐 필요가 있다. 이것을 '확대 빔'이라고 하며 이것을 가능하게 하는 것이 병소에 앞서 설명했던 '확대 빔 조사법'이라고 한다. 이 조사법에서는 볼루스와 콜리메이터를 제작해야만 한다. 그 기간만큼 치료 기간이 다소 늘어나지만 일본 국립방사선의학종합연구소(NIRS) 병원에서는 그동안 이 방법을 이용했다.

그러다 2011년부터 새롭게 선택한 방법이 바로 '스캐닝 조사법'이다. 이 방법은 높은 기능성으로 '고속 3차원 조사법'이라고도 한다(권두 자료 6, 9 참고). 그 원리를 간단히 소개하겠다. 가속기로 광속의 약 70%까지 가속된 중입자선은 빔 수송계를 지나 각 치료실로 보내진다. 거기서 가느다란 빔을 3차원 방향으로 빠르게 움직여 각 환자의 암 병소에 맞춰 꼼꼼하게 칠하듯 조사하는 방법이다. 다시 말해 병소 내를 빠르고 물샐 틈 없이 조사하는 방법이다.

이를 위해 2차원 조사 필드를 몇 겹 겹쳐 순서대로 암 병소의 형태에 따라 조사한다. 요새 각광을 받는 3D 프린터를 연상하면 이해하기 쉬울 것이다. 이 방법을 쓰면 확대 빔 조사법에 비해 선량 분포가 훨씬 좋아지고 주위의 정상 조직에 가해지는 선량을 더욱 감소시킬 수 있다는 것이 최대 특징이다. 덧붙여 볼루스와 콜리메이터 같은 조사 기구를 만들 필요가 없어지기에 치료 기간을 단축할 수 있다. 환자에게 큰 장점이다.

물론 문제가 없는 것은 아니다. 병소를 스캔하는 방법이기에 환자의 호흡에 따라 움직이는 폐와 간 등의 장기(병소)의 치료가 어려워진다는 것이다. 이에 대해 일본 국립방사선의학종합연구소(NIRS)에서는 세계 최초로 환자의 호흡에 맞춰 반복적으로 스캔을 하는 '고속 3차원 스캐닝 조사법'을 개발했다. 이 기술에 의해 호흡성 이동을 동반한 암에 대해서도 정밀도 높은 조사가 가능해졌다. 고속 3차원 스캐닝 조사법의 특징을 정리하면 다음과 같다.

① 복잡한 형태의 암 병소라도 쉽게 대응할 수 있다.

② 중요 기관에 대한 선량을 줄일 수 있어 조사 시간을 단축할 수 있다.

③ 볼루스, 콜리메이터가 필요 없다.

④ 조사 장비가 간편해져 유지비가 저렴해지고 준비 기간을 단축할 수 있다.

다만 스캐닝 조사법은 확대 빔 조사법과 비교해 단점도 있다.

① 호흡으로 전이되는 병소에 부적합하다.

② 선량 분포를 계산하는 시간이 길어진다.

③ 병소에 인접한 선량 분포 조절이 좋지 못하다.

①에 대해서는 스캐닝 조사법에 적합한 '호흡동기 조사법'이 개발되어 실용화되었다. ②와 ③도 개량이 진행 중이다.

03
로봇 치료대

암 병소 위치를 알아내는 시간을 대폭 단축시키다

실제 치료에서 조사 시간은 1~2분 정도에 불과하며, 대부분의 치료 시간은 환자의 장기 위치와 암 병소 위치를 확인하는 데 소요된다. 이를 해결해 줄 한 가지 기술이 바로 '로봇 치료대'로서 이것에 의해 암 병소 위치를 알아내는 시간을 단축시킬 수 있게 되었다(자료 19 참고).

로봇 치료대는 최대 하중이 200킬로그램에 7관절 구조이다. 수평 방향으로 크게 이동할 수 있는 수평 다관절형으로 관절부를 수평 방향으로 이동시켜 치료 스태프가 이동할 수 있는 공간을 확보할 수 있는 등 쓰임새가 좋은 장치이다. 또한 치료대를 로봇으로 이동시키므로 치료대 주변 공간을 보다 넓게 이용할 수

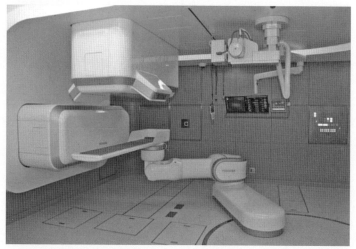

HIMAC 제 2치료실. 로봇 앞에 붙어 있는 치료대에 환자가 눕고, 상부 또는 측면에서 중입자선 치료를 받을 수 있다.

있어 암 병소 위치를 알아내는 데 필요한 시간을 크게 단축할 수 있게 되었다.

04
초전도 회전 갠트리

환자는 몸을 움직이지 않는다

중입자선 치료용 회전 갠트리(Gantry)는 직경 11m, 길이 13m, 중량 300톤의 장치로 탄소이온 빔을 임의의 각도에서 암 병소에 조사할 수 있는 장치다. 환자가 치료대에 누워 있으면 장치가 자유로이 움직이는 방식인데 양자선 치료 장치에서는 표준 설비이다. 독일 하이델베르크의 중입자선 치료 시설의 회전 갠트리는 길이 19m, 중량 600톤으로 이에 비해 일본 국립방사선의학종합연구소(NIRS)의 갠트리는 상당히 소형화되었다.

중입자선은 양성자선에 비해 질량이 크기 때문에 입자를 조사 포트로 인도하는 빔 라인의 '편향전자석(偏向電磁石)'에 필요한 자장도 대단히 커진다. 게다가 기기에 탑재된 전자석에 필요한 자기의 강성이 양성자선에 비해 약 3배나 높아짐으로서 전자석과 그 지지구조체가 커질 수밖에 없기 때문에 일본에서는 좀처럼 실용화되지 못했다. 일본 국립방사선의학종합연구소(NIRS)에서는 초전도 전자석을 이용한 소형화에 성공해 2017년부터 치료에 사용 중이다. 회전 갠트리에는 다음과 같은 장점이 있다.

① 장치 자체가 회전하기 때문에 환자가 움직일 일 없이 어느 각도에서나 중입자선을 조사할 수 있다.
② 척수와 신경 등의 중요 기관을 피해 각도를 조절해 다방면에서 조사하므로 종양에 대한 선량 분포를 더욱 높일 수 있다.
③ 치료 시 환자의 부담을 감소시킬 뿐만 아니라 치료 후 장애와 부작용의 감소를 크게 기대할 수 있다.

중입자선 치료는 '환자에게 이롭고, 암 병소를 사정없이 공격하는' 치료법인데 회전 갠트리에 의해 보다 치료를 효과적으로 행해질 수 있게 된 것이다.

암이 나을 테니 어느 정도의 치료에서 통증과 괴로움을 참아야 한다고 생각하지 않는 것이다. 참지 않아도 된다면 당연히 그쪽이 훨씬 좋다. 중입자선 치료란 그것을 가능하게 하는 방법이다.

05

중입자선 치료에 대해 알아야 할 것

이제까지의 암 치료 상식을 뒤엎다

그동안 중입자선 치료의 우수한 점을 소개했다. 하지만 중입자선 치료의 한계 역시 이 책에서 밝힐 필요가 있다. 그에 앞서 다른 치료법에서는 치료가 어려웠던 난치성 암에 중입자선 치료가 효과가 있음이 우수한 결과로 확실해졌다는 점을 확실히 말해두고자 한다. 일단 중입자선 치료의 특징은 다음과 같다.

① 치료 부작용이 적다.
② 부위의 기능을 온존하는 치료가 쉽다.
③ 몸 부담이 적고 고령자도 받기 쉽다.
④ 진행성 암이라도 국소가 한정적이면 효과가 좋다.

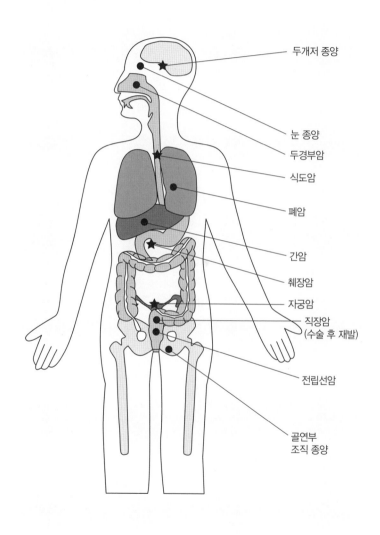

두개저 종양

눈 종양

두경부암

식도암

폐암

간암

췌장암

자궁암

직장암
(수술 후 재발)

전립선암

골연부
조직 종양

⑤ 엑스선이 잘 듣지 않는 조직형 암에도 효과를 기대할 수 있다.

⑥ 치료 시간이 짧아 사회 복귀에 필요한 시간이 단축된다.

⑦ 부작용이 경미하기에 다른 치료법과 병용하기 쉽다.

이 특징만으로도 이제까지 있던 암 치료의 상식을 뛰어넘는 치료법이라는 것을 이해하리라 믿는다. 자료 20은 중입자선 치료의 효과가 기대되는 암 부위를 표시한 것이다.

2부에서 앞서 말했지만, 일본 국립방사선의학종합연구소(NIRS)에서 치료했던 부위별 암의 환자 수는 전립선, 골연부, 두악부, 폐가 절반 이상이고, 다음으로 췌장, 간, 직장의 수술 후 재발, 자궁이 차지한다. 이 부위들이 중입자선 치료가 큰 성과를 올린 부위라고 할 수 있다.

한편, 위장과 같은 관강(管腔) 장기는 벽이 얇고 불규칙한 연동을 되풀이하는 장기이기에 엑스선 치료의 대상으로는 걸맞지 않는데 중입자선도 마찬가지다. 또한 위장의 점막은 방사선에 약하므로 조사하면 궤양이 생기거나 벽이 얇아져 천공(관에 구멍이 뚫림)이 생길 염려가 있다. 따라서 소화기관에 근접한 담낭과 담낭관의 암도 중입자선 치료가 어려운 부위라고 할 수 있다.

06
중입자선 치료가 적용되지 않는 경우

어느 부위의 암이건 원하는 환자라면 중입자선 치료를 추천하고 싶지만 중입자선 치료도 만능은 아니기에 모든 환자를 받을 수는 없다. 앞에서 잠시 언급했지만 중입자선 치료가 적용되지 않는 질환의 예는 다음과 같다.

① 위암, 대장암 등 연동 운동을 하는 관강 장기의 질환
② 백혈병, 림프종 등 전신으로 번지는 암
③ 전신으로 전이된 암
④ 이미 다른 효과적 치료법이 확립된 암

중입자선 치료는 어디까지나 '국소 치료법'의 하나이기에 당연히 한계가 있다. 전신에 퍼진 백혈병의 경우 수술 치료나 방

사선 치료도 효과가 없어 약물 치료를 쓰는 수밖에 없다.

넓게 전이된 암에 대한 치료법 판단은 대단히 어렵다. 이미 넓게 전이된 암을 중입자선으로 각각 치료하는 일은 원칙적으로 하지 않는다. 다만 암의 종류에 따라 아무리 전이되었다 하더라도 처음 발생했던 부위를 치료함으로서 환자 삶의 질과 예후의 개선을 기대할 수 있는 경우나 다행히 전이가 한 곳뿐인 경우에서는 치료의 한계와 의의에 동의하는 것을 조건으로 치료를 받을 때도 있다. 결국 전이가 없는 단계에서 중입자선 치료를 받는 것이 최선이다. 이에 더해 다음과 같은 적용 조건도 있으므로 참고하길 바란다.

① 환자 자신이 암이라는 것을 인식할 것
② 치료 대상이 된 부위가 과거에 고선량 치료를 받았거나, 방사선 치료를 여러 번 받은 적이 없을 것
③ 연령 제한이 있는 부위가 있다는 것

여러 가지로 귀찮아 보이는 조건이라 생각될지도 모르지만 적확한 치료를 위한 것이니 이해를 바란다.

중입자선 치료는 환자를 중심으로 의사, 간호사, 방사선 기사 등이 협력하는 일종의 '팀' 치료다. 치료를 성공시키기 위해서는 환자가 '완치를 위해 노력하겠다'라는 강한 의지를 보이는 것이

반드시 필요하다. 과거에는 가족들로부터 "내가 암 환자라는 것을 숨겨 주세요"라고 요청받았던 적도 있었지만 이제 그러한 일은 거의 없어졌다.

예전에 '근치 선량'으로 방사선 치료를 받았던 부위는 중입자선 치료를 받아선 안 되는 경우가 적지 않다. 방사선 치료를 받은 부위에 다시 중입자선을 조사할 경우 심각한 부작용을 일으킬 위험이 있기 때문이다. 환자의 안전을 지키기 위한 것이다. 다만 전에 받았던 선량이 낮았거나 두경부의 암 등 점막 궤양의 위험이 적은 경우에는 치료 대상이 된 적도 있다.

암은 기본적으로 고령자에게 많이 발견되는 병이지만 연령과의 큰 상관은 없다. 다만 임상시험의 경우 연령 제한이 있는 부위도 있으므로 주의를 요한다.

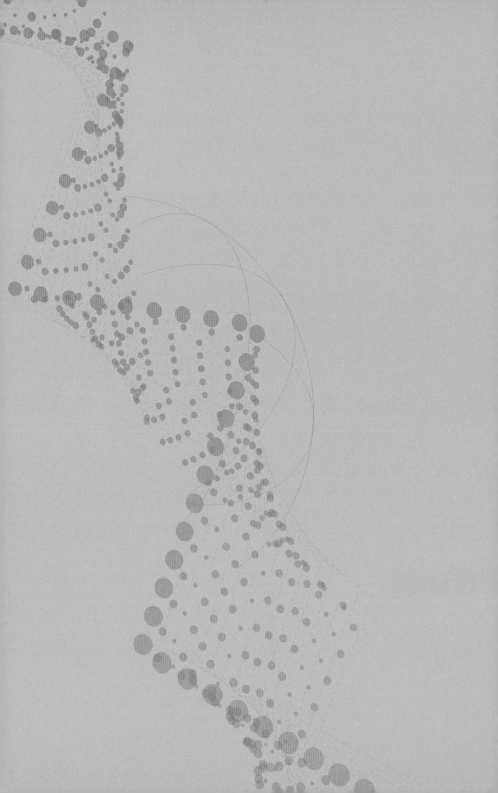

제**4**부

중입자선,
어려운 암 치료에 도전하다

01

골연부 육종
절제에 적합하지 않아 중입자선 치료가 적합

몸 안 어디에서나 발생하는 종양

신체 표면을 덮은 피부와 내장의 점막상피에서 발생하는 암을 '상피성 종양'이라고 한다. 전립선암, 위암, 폐암, 간암 등이 이에 해당된다. 이외의 부위에 발생하는 것이 '비상피성 종양'인데 이에 해당되는 것이 '골연부 종양(육종)'이다. 이것은 더 나아가 크게 뼈에서 생기는 '골육종'과 근육과 지방 등의 연부 조직에서 발생하는 '연부 종양'으로 나눌 수 있다.

골연부 종양은 몸 안의 어디에서나 발생한다는 점이 특징이다. 그것이 특징임과 동시에 환자에겐 두려움이기도 하다. 생활 습관의 영향이 비교적 적고 젊은 사람에게도 발병할 수 있기 때문이다. 1963년에 나온 《사랑과 죽음을 바라보며》라는 책이 있

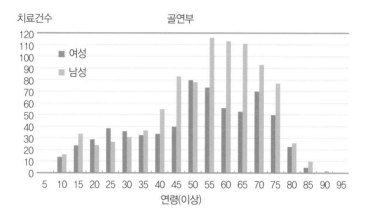

느는데 연골 육종에 걸린 여대생과 그 연인의 순수한 사랑 이야기이다. 일본에서는 TV 드라마, 영화로 제작되어 감동의 눈물을 자아내게 만들었던 작품이다. 특히 주인공인 여대생이 수술 때문에 얼굴의 반을 잃으면서도 서로의 사랑을 지켜내는 부분이 감동적이다. 유감스럽게도 그 당시 중입자선 치료는 존재하지 않았다.

골연부 종양의 발생 빈도는 상피성 종양과 비교해 낮고, 일본에서는 악성 골종양 환자는 연간 약 500명, 악성 연부 종양은 약 2,000명이다. 일본 국립방사선의학종합연구소(NIRS)에 골연부 종양 증례의 연령 분포는 자료 21과 같다. 수술이 어려운 고령 남성이 많은 경향이 있지만 젊은 사람도 적지 않다. 젊은 층의 경우는 남녀 수에 큰 차이가 없다.

종양을 절제할 수 없는 경우라도 중입자선 치료의 효과는 있다

지금까지 골연부 종양은 수술 치료를 중심으로 약물 치료를 조합한 방법이 큰 성과를 올려 왔다. 특히 약물 치료의 발전에 의해 골육종에 대한 생존율이 큰 폭으로 개선된 데다 수술의 기술과 인공관절의 발전에 의해 온존이 가능해진 경우도 늘었다. 유감스럽게도 근치를 목표로 한 치료법 중에서 엑스선 치료법이 나설 자리가 별로 없었던 게 현실이다.

이처럼 골연부 종양 치료법의 첫 번째 선택은 '절제 수술'이다. 《사랑과 죽음을 바라보며》의 주인공 여대생도 절제 수술을 받고 얼굴의 반을 잃었다. 문제는 절제가 불가능한 경우도 있다는 것이다. 종양의 크기와 발생 부위에 따라 절제할 수 없는 부위도 나오기 때문이다.

특히 절제 수술 시 종양의 발생 부위에 따라 난관에 빠진다. 손발의 종양일 경우 절제 가능한 경우가 많지만, 척수와 골반 등 몸의 중심에 발생한 종양의 경우 절제 자체를 하기 곤란한 경우가 적지 않다. 아무리 절제할 수 있다 하더라도 걸을 수 없게 되거나, 배뇨 기능을 잃으면 '삶의 질'이 현저히 저하된다. 생명이

소중한 건 말할 것도 없지만, 동시에 '삶의 질'을 유지하는 것도 환자에게 몹시 중요하다.

100만 명 중 1명꼴이라는 두경부 골육종이 발병해, 얼굴의 반 가까이를 절제해야 한다는 설명을 들었던 여성이 일본 국립방사선의학종합연구소(NIRS)에서 중입자선 치료를 받고 나서 사회에 복귀했던 경우도 있다(5부 참고). 아무리 목숨을 건져도 얼굴의 반을 잃었다면 그 후의 삶이 몹시 괴로울 것이다. 다행히 그녀는 얼굴 일부를 절제하는 일 없이 사회로 복귀해 지금은 환자 단체의 대표로 활기찬 나날을 보낸다고 한다.

절제가 어려운 경우 지금까지는 약물 치료 아니면 엑스선을 이용한 외조사 치료와 소선원 치료(내조사 치료라고도 하며 방사성 물질을 조직 내에 직접 삽입하는 치료법)를 조합한 방법밖에 없었다. 게다가 약물 치료가 유효한 육종은 제한되어 있어 엑스선 치료도 효과가 불충분했기 때문에 절제가 곤란한 병례의 예후가 매우 좋지 못했다.

그 점에서 중입자선은 엑스선과 비교해 '높은 세포 치사효과'와 '선량 집중성'을 지니고 있어 종양이 있는 부분에 정확하고 안전하게 조사해 큰 치료 효과를 발휘할 수 있게 되었다(권두 자료 2 참고). 일본 국립방사선의학종합연구소(NIRS)에서 치료를 받은 환자는 약 1만 명이다. 그중 골연부 종양인 환자는 1,000명(전체의 약 11%) 이상이다. 중입자선 치료의 유효성이 평가받은 결과다.

천골 척색종에서 발군의 성과를 올리다

골연부 종양 치료에서 가장 많은 종류는 '천골 척색종'(권두 자료 13 참고)이다. 천골은 척추의 뼈를 지지해 요추에 걸리는 체중을 좌우 다리에 분산시켜 균형을 유지하는 역할을 한다. 그리고 걷기로 인해 생기는 상반력을 고관절을 통해 골반에 균일하게 전달하는 매개체의 역할을 한다(자료 22 참고).

자료 22 천골과 그 주변 구조

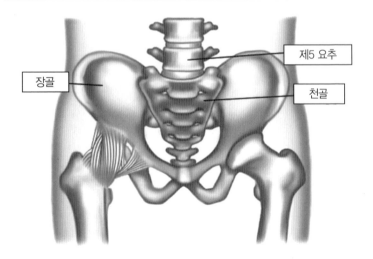

척색종이란 용어가 그다지 익숙지 않지만 태생기 척색의 유전 조직에서 발생하는 종양이다. 두개(頭蓋)에서 척추에 걸친 부분에 발생하며 구체적으로는 약 50%가 천골부에 발생하고 두개저(頭蓋底)가 35%, 그 외 척추가 15%라고 한다. 발생률은 대략 200만 명에 1명 정도라는 희소암 중 하나이다. 진행이 느리고 증상이 만성화되기 때문에 뒤늦게 병원을 찾아갔을 때에는 거대 종양이 되어 있는 경우가 많다.

천골에는 다리를 움직이는 신경과 배뇨 기능을 담당하는 신경이 있기 때문에 이를 종양과 함께 절제하면 걷기가 곤란해지거나 배변 및 배뇨에 장애를 일으킬 염려가 있다. 또 비교적 고령자에게 나타나는 일이 많기 때문에 절제 수술로 인해 체력적 부담이 크다는 것도 중입자선 치료가 적합하다고 말하는 이유다.

천골 척색종은 지금까지 일본 국립방사선의학종합연구소(NIRS)에서 약 200건의 사례가 치료되었다. 치료 성적은 다음과 같다. 5년 국소제어율은 88%, 5년 생존율은 86%, 10년 생존율은 74%로 수술 치료나 '수술 치료와 양자선 치료의 조합' 치료의 성적을 상회한다. 치료 후 몸의 기능 보존을 5년 이상 감시한 30가지 예를 보면 부작용에 의해 인공항문을 달은 예가 없으며, 90%가 걸을 수 있고, 50% 이상이 지팡이를 사용하지 않았다. 병소를 치유하는 것만이 아니라 '삶의 질'을 중시하는 중입자선 치료의 진정한 목적이 훌륭하게 발휘되는 것이다.

골육종은 골암 중에서도 가장 발생 수가 많은 질환이다. 그 대부분이 젊은 층에서 발생하는데 주로 수술 치료, 약물 치료를 사용한다. 하지만 드물게 수술이 곤란한 골반이나 척추에서 발생하는 골육종이 있는데 바로 이것들이 중입자선 치료의 대상이다.

　또한 중입자선 치료는 근육과 지방 조직, 혈관 등에서 발생한 '악성 연부육종'에도 사용된다. 그중에서도 후복막에서 발생해 수술로 모두 절제가 곤란한 경우에는 중입자선 치료가 적합하다. 후복막이란 복막의 바깥을 가리키는 것으로 복막 뒤쪽 그리고 등골과 등근 사이의 영역을 말하는데 신장, 췌장, 비장, 요관, 복강대동맥, 하대정맥 등이 있다. 이 부위의 종양은 앞에 소화관이 있어 조사하기 어려운 경우가 적지 않지만 중입자선 치료의 성적이 양호해 앞으로가 기대된다.

02

두경부암

기능 보존과 생존율을 높이는 것이 목표

외견과 기능을 보존하는 치료가 목표

두경부는 안면에서 쇄골까지의 부위이다(자료 23 참고). 눈, 코, 목, 구강 등 우리 일상에 직접 연관된 부위인 만큼 그 외관과 기능을 온존하는 일은 환자에게 대단히 중요하다.

두경부암은 암 전체에서 5%를 차지하는 비교적 드문 질환이다. 남성의 경우 10만 명에 15명, 여성의 경우 10만 명에 4명 정도라고 한다. 그러나 이 숫자는 환자 당사자에게는 그다지 의미가 없는 게 아닐까 싶다. 총합으로는 5%에 불과하지만 환자 당사자에게는 100%이기 때문이다.

발생 부위는 인두(상중하), 구강, 후두 순으로 많이 발생한다. 편평상피암이 전체의 약 90%를 차지하지만 이 유형의 암 치료법

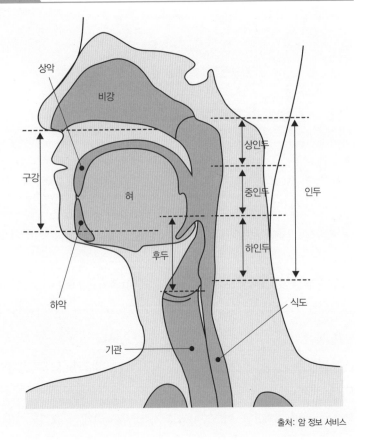

상악

비강

상인두

구강

혀

중인두

인두

후두

하인두

하악

식도

기관

출처: 암 정보 서비스

은 수술할 수 없거나 기능 온존이 목표라면 방사선(엑스선) 치료
와 약물 치료를 병용하는 방법이 좋은 성적을 올리고 있다.

　그러나 편평상피암 이외의 선암과 선양낭포암, 악성 흑색종 등에 대해 이 방법은 그다지 효과가 없어 만약 수술을 못하는 경우에는 충분한 치료가 어려운 게 문제였다. 이에 숨통을 트이게 한 게 바로 중입자선 치료이다.

수술 및 엑스선 치료를 상회하는 5년 생존율

일본 국립방사선의학종합연구소(NIRS)에서는 1994년 6월부터 중입자선의 임상치료를 개시했는데 맨 먼저 치료했던 것이 바로 두경부암이다. 현재는 주로 엑스선 치료의 효과가 별로 없다는 선암, 선양낭포암, 악성 흑색종 등을 대상으로 한다. '두경부 원발육종'도 중입자선 치료의 좋은 대상이다. 권두 자료 14는 비교적 사례가 많은 '점막성 악성 흑색종'의 치료 전후 상태를 나타낸다.

악성 흑색종이란 멜라닌 색소를 생산하는 세포에서 발생하는 종양을 말한다. 몸 어디에서나 발생하지만 가장 많은 경우가 피부 표면에 생기는 종양이다. 악성 흑색종 중에 극히 드물게 두경부 영역에서 점막성 악성 흑색종이 발생하는데, 이것이 중입자선 치료에 적합하다. 이 유형의 암은 통상적으로 사용하던 엑스선 치료나 약물 치료가 어려우며 가장 좋은 치료법은 절제 수술이라고 여겨져 왔다. 하지만 절제 수술의 문제는 기능 혹은 미용

상으로 확실하게 안전한 절제 및 재건이 어렵다는 점이다.

그렇기 때문에 방사선이나 약물 치료를 조합해 썼지만 5년 생존율은 30% 전후로 그다지 좋지 않았다. 이와 대조적으로 중입자선 치료와 약물 치료의 조합은 국소제어율이 80% 이상이며 5년 생존율은 54%로 대단히 양호했다.

악성 흑색종 중에는 눈의 포도막 내 많이 있는 멜라닌 색소가 암이 되는 '포도막 악성 흑색종'도 있다. 일본에서는 연간 발생률이 1,000만 명에 2.5명이라 할 정도로 적은 질환이지만 백인의 경우 일본보다 대략 17배 많으며 오직 양자선으로만 치료된다. 일본 국립방사선의학종합연구소(NIRS)의 중입자선 치료 실적이 가장 높은데 국소제어율은 90% 이상에 5년 생존율은 82%, 안구 보존율은 91%에 달한다.

선양낭포암은 분비선 상피에서 발생하는 악성종양으로 두경부에 많이 발생한다. 이하선과 악하선, 설하선 등의 대타액선과 구강 내 인두에 주로 분포하는 소타액선에서 발생한다. 40~60세에서 많이 발생하는데 여성의 발병률이 조금 높은 듯하다. 암의 성장 속도가 비교적 느린 편이지만 주위 조직으로 퍼지는 경향이 강하다는 특징이 있어 원격 전이 가능성이 있다.

일본 국립방사선의학종합연구소(NIRS)에서는 이제까지 200건이 넘는 치료 실적을 올렸고, 그 대다수가 절제가 부적합한 병태였음에도 불구하고 5년 국소제어율과 생존율 모두 70% 이상이었다. 그 외에도 사례 수는 적지만 선암, 유표피암, 육종 등도 있었으며 모두 기대에 어긋나지 않는 치료 성적을 올렸다.

'두개저 종양'이란 두개골 아랫부분에서 발생하는 종양을 말하는데 조직학적으로 척색종, 연골육종, 골막종, 신경초종 등이 있다(권두 자료 11 참고). 주위에 뇌간부(腦間部)나 중요 혈관이 있기에 수술로 전부를 적출하는 데 어려운 점이 많으며, 엑스선 또한 효과가 없다고 알려져 있다. 일본 국립방사선의학종합연구소(NIRS)에서는 중입자선 치료로 100건 이상의 두개저 종양을 치료했는데 이 중에 가장 많은 사례가 바로 '두개저 척색종'이다. 앞에서 설명했던 천골 척색종과 성질은 같다.

뇌종양에 대한 일본 조사에 의하면 전체 뇌종양에서는 0.5% 정도로 드문 질환인데 남녀 차는 크게 없고 성인 전 연령층에 발생한다. 유럽의 보고에서 두개저 척색종은 연간 200만 명에 1명꼴, 50~60대에게 많이 발생하는데 남성의 경우가 좀 더 많다. 이제까지 중입자선으로 약 50건의 두개저 척색종이 치료되었다. 여기에 상부경추원발(上部頸椎原發)도 포함된다. 국소제어율은 놀랍게도 5년에 81%, 10년에 72%로 장기간에 걸친 제어가 가능하다는 걸 알 수 있다.

03

폐암

조기 발견 시 1일 1회로 치료가 가능하다

비소세포폐암이 치료 대상

암의 조직형에 따라 중입자선 치료의 대상이 되지 않는 경우가 있다. 이는 다른 부위의 암에도 공통적인 부분이다. 폐암은 크게 소세포폐암과 비소세포폐암 두 가지로 나뉘는데 중입자선 치료의 대상이 되는 건 비소세포폐암 쪽이다(자료 24 참고).

소세포폐암은 폐암의 약 15%를 차지하는데 그 증식 속도가 빠르고 전이되기 쉬워 악성도(malignancy)가 높다. 치료법으로는 전신 약물 치료와 방사선 치료(엑스선)다. 일찍부터 뇌와 림프절, 간, 뼈 등으로 전이되는 일도 많지만 약물 치료의 효과가 큰 것이 다행이다.

비소세포폐암은 소세포폐암이 아닌 폐암의 총칭으로 폐암의

조직 분류	조직형	비율	특징	중입자선 치료
비소세포폐암	선암	50%	• 여성에게 많음 • 증세가 잘 드러나지 않음 • 폐야형이 많음	적합
	편평상피암	30%	• 남성에게 많음 • 흡연과 관계가 있음 • 폐문형이 많음	
	대세포암	5%	• 증식이 빠름 • 폐야형이 많음	
소세포폐암	소세포암	15%	• 흡연과 관계가 높음 • 전이가 쉬움 • 폐문형이 많음	부적합

약 85%를 차지한다. 이는 다시 선암, 편평상피암, 대세포암 등의 조직형으로 나뉜다. 현재로서는 이 비소세포폐암이 중입자선 치료의 대상이다.

수술이 어려운 환자에게 효과적이다

새삼 말할 것도 없지만 폐는 흉부 대부분을 차지하는 커다란 장기로서 좌우 하나씩 있다. 폐는 호흡에 의해 몸 안에 산소를 받아들이고 이산화탄소를 배출하는 이른바 '생존 활동'의 기본을 짊어지고 있다.

활발하게 움직이는 장기인 만큼 암세포가 발생할 확률도 높은 듯하다. 일본에서의 환자 수는 남성의 경우 위, 전립선에 이어 3위, 여성의 경우 유방, 대장, 위에 이어 4위이며 사망 수로 보면 남성의 경우 1위(5만 2,505명), 여성은 2위(2만 891명)로 단연 상위권이다. 환자 수로는 3, 4위인데 사망 수는 이를 웃돈다. 다시 말해 폐암이 발견될 때에는 진행 중인 경우가 많으며 사망의 가능성이 높은 대단히 무서운 암이라는 것이다. 조기 진단의 중요성을 말하는 이유이다.

발병 연령을 보면 60대 이후가 압도적이다. 흡연이 원인임에 틀림없지만 최근에는 흡연의 영향이 적은 선암이 늘고 있다는 것도 주목해야 한다. 비흡연자, 특히 여성 폐암 환자가 늘고 있는 이유에는 이 선암이 원인이라고 생각된다.

폐암 치료법에는 다른 많은 암처럼 수술 치료, 약물 치료, 방사선 치료가 있으며 진행도와 조직형의 종류, 환자의 상태 등에 따라 치료법이 달라진다. 치료법의 선택은 의사에게도 대단히 중요한 문제다. 초기라 수술이 가능하다면 병소를 확실히 절제하는 것을 첫 번째로 생각해야 한다.

폐기종 등의 만성 폐색성 폐질환인 환자에겐 수술 치료가 부적합할 수 있고, 또 폐암 환자인 경우 고령자가 많기 때문에 체력적으로 수술 치료를 버틸 수 없다고 판단되는 경우도 있다. 그 점에서 중입자선 치료는 환자의 부담이 적은 데다 폐에 대한 부작용이 극히 적다.

1일 1회로 끝나는 치료의 실현

폐암은 발생 부위에 따라 폐 입구에 가까운 굵은 기관지에 생기는 '중심형 폐암'과 폐 깊은 곳에 생기는 '말소형 폐암'으로 나뉜다. 일본에서는 검진 및 진단기술의 발전에 따라 1기 폐암이 전체의 절반 가까이를 차지한다. 1기 폐암의 비율이 미국에서는 약 40%이므로 일본의 진단기술이 우수한 편이다.

일본 국립방사선의학종합연구소(NIRS)에서는 2003년 4월부터 이 1기 폐암 중 '말초형'에 대해 치료 기간을 단축하는 연구를 계속해 왔다. 당초에는 6주간 18회 분할 조사를 했지만 그 후 안전성과 효과를 확인하면서 3주간 9회 분할 조사, 1주간 4회 분할 조사로 순차적으로 기간을 단축해 마지막엔 1일 1회 조사법에 도달했다(권두 자료 15 참고).

1회 선량을 높이면 병소에 대한 효과가 강해지지만 선량에 비례해서 부작용도 심해지기에 신중하게 진행해야 한다. 다행히 치료 기간을 단축해도 정상 조직에 임상적으로 문제가 될 만한 부작용은 거의 보이지 않았으며, 국소제어의 경우도 매우 양호했다. 지금은 1일 1회 조사(50GYE)를 하고 있다.

환자가 중입자선 치료를 받은 이유로는 '수술이 적합지 않다고 판단'된 경우가 70% 이상으로 그 외에는 '환자가 수술을 거부한' 경우다.

호흡 기능의 보존을 꾀하다

폐암 치료에서 중요한 것은 호흡 기능의 보존이다. 중입자선 치료는 호흡 기능의 손실을 최소화하기 위해 심부의 병소에 대해 최적의 선량을 조사하는 정밀 치료를 실현하고 있다.

말초형인 1기 폐암 환자 151명의 치료 성적을 보면 5년간 국소제어율(치료 부위에서 재발 및 재연이 되지 않는 경우)이 80%, 5년간 대략적 생존율(암만이 아니라 심장병과 폐렴이 사망 원인인 경우도 포함한 경우)이 56.3%, 원병생존율(폐암이 사망 원인인 경우)이 72%이다. 부작용 때문에 치료를 필요로 하는 환자는 없었다.

다른 치료법과 비교하면 중입자선 치료의 성과가 대단히 좋음을 알 수 있다. 낮은 선량에서 높은 선량으로 조사받았던 환자들 모두에 대한 성적이기 때문이다. 선량으로 삼은 것은 1회 50GYE인데 이 선량으로 조사한 31가지 사례를 보면 90% 이상의 높은 국소제어율을 얻었다.

04

췌장암
통상적인 방사선 치료의 난적에 도전하다

중입자선 치료가 가장 적합한 부위일지도 모른다

췌장암은 '발견되었을 때는 이미 말기이기 때문에 두렵다'고 일컬어질 정도로 암 중에서는 난적 중의 난적이다. 원칙은 수술로 절제하는 것이지만, 수술로 인한 5년 생존율은 1기라 해도 약 41% 정도로, 4기면 불과 1.4%에 지나지 않는다(자료 25 참고).

원격 전이는 없어도 혈관 등에 침윤이 생기기 때문에 수술이 부적합하다고 판정된 '국소진행 췌장암'인 경우에는 약물 치료와 방사선 치료를 조합해 시행하지만 2년 생존율은 20~30%로 좋지 않다. 중입자선 치료는 그야말로 이 같은 국소진행암에 유효성을 기대할 수 있다.

일본의 전국 암센터협의회가 집계해 2016년에 발표한 자료

병기	사례 수(건)	5년 상대 생존율
1	206	41.3%
2	626	17.8%
3	654	6.4%
4	1,626	1.4%
전체	3,250	9.0%

에 의하면 3,250가지 사례 중에서 그 절반은 4기가 되고 나서 치료를 받았다. 한마디로 '말기가 된 후에 진료를 받는 사람이 많아 이미 치유 가능성이 낮은 상황'임을 나타낸다. 췌장암은 발견되었을 땐 이미 말기인 경우가 많기에 두렵다는 말이 증명된다.

췌장은 위의 뒷면에 좌우로 뻗은 길이 14~17㎝, 폭 3~5㎝, 무게 약 80g의 장기이다. 주로 소화액(췌액)을 만드는 외분비선조직과 인슐린 등 3가지 호르몬을 만드는 내분비조직으로 구성된다. 췌장에 생기는 암의 90% 이상은 췌관세포에 생기는 선암이다. 췌액은 췌장 내에 그물눈처럼 뻗친 췌관에 의해 옮겨져 주췌관에 모인 다음 십이지장 유두부로 흘러드는 구조다.

이 췌관에 발생하는 암이 왜 발견되기 어려운 걸까? 췌장은 위와 대장처럼 내시경으로 직접 볼 수가 없고 간처럼 초음파로 보는 것도 어렵기 때문이다. 게다가 등과 복부에서 통증을 호소

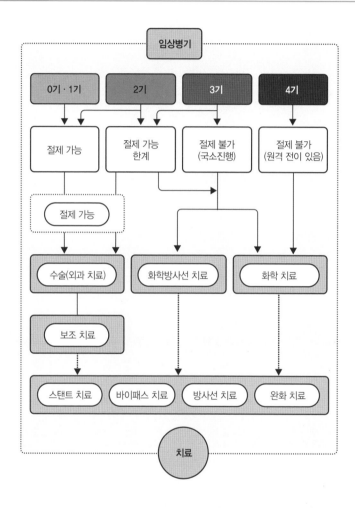

출처: 일본췌장협회 췌장암 가이드라인 개정위원회 편저, 《췌장암 진단 가이드라인 2016년판》에서 일부 수정

하거나 눈이나 피부의 황달 등 자각 증상을 호소할 때면 이미 진행 중인 경우가 많으며 걱정할 만한 전형적 증상이 없는 게 특징이다. 그렇기에 수술이 곤란한 상태인 경우가 적지 않다.

암의 병기에 대응한 치료법은 자료 26과 같다. 여기서 슬슬 중입자선 치료가 등장한다(권두 자료 16 참고).

엑스선 치료에 저항을 보이는 세포가 많다

국립암연구센터 암대책정보센터가 발표한 2014년 자료에 의하면 췌장암 환자 사망 수는 3만 2,800명으로 폐, 대장, 위에 이어 4위를 차지했다. 생존율은 병기에 상관없이 전체적으로 낮아 소화기암 중에서도 가장 버거운 암이다.

수술할 수 없는 '국소진행 췌장암'은 약물 치료를 단독으로 쓰거나 방사선 치료를 같이 쓰는데 문제는 종양 내에 저산소세포의 비율이 많아 엑스선의 효과가 적다는 점이다. 게다가 암 병소가 방사선 감수성이 높은 소화관에 둘러싸여 있기 때문에 충분한 선량을 조사하기가 곤란하다. 그에 더해 췌장 뒤쪽에 있는 복강신경총을 따라 주변으로 침윤하기 쉬운 점도 그 이유다.

이 같은 문제를 넘어서는 것이 '높은 세포 치사효과'를 가진 중입자선 치료이다. 중입자선으로는 방사선 감수성이 높은 십이지장 등 정상 조직에 대한 조사 선량을 크게 줄이고 암 병소에 고선량을 집중시키는 일이 가능하다.

중입자선은 엑스선이 잘 통하지 않는 저산소세포와 DNA 합성기의 세포 등에 대해서도 높은 효과를 발휘한다. 즉, 중입자선은 엑스선에 저항성이 있는 세포나 없는 세포 모두 소멸시킬 수 있다. 이를 통해 중입자선을 이용한 치료는 췌장암 치료에서 '이상적'이라 해도 좋다는 것을 알 수 있다.

절제 전의 중입자선 치료도 효과가 있다

암이 아직 췌장에 머무르는 2기라도 절제 수술 후 5년 생존율이 20% 이하로 낮은 이유는 간으로의 전이와 함께 높은 확률로 일어나는 국소 재발이 그 이유다. 수술 후 재발 사례의 절반 이상이 다 없애지 못한 작은 암세포가 재발하는 것이다.

그렇다면 '보다 넓은 범위를 절제하면 되지 않나?'라고 생각할 수도 있지만 간단하지 않다. 광범위한 절제는 환자에게 큰 부담을 주고 소화관 흡수장애 등을 일으켜 환자 '삶의 질'이 크게 손상되기 때문이다.

수술이 가능한 췌장암(주로 2기)에서 수술로 다 없애지 못한 암세포에 대해 수술 전 중입자선 치료를 행하기로 했다. 먼저 췌장

뒤편에 있는 복강신경총을 조사하기로 했다. 그 결과 5년 생존율이 52%로 향상되었다. 수술 치료와 약물 치료를 조합했던 원래 방법에 의한 5년 생존율 12~32%보다 우수한 성적이다.

췌장암의 치료가 어려운 이유는 치료 전에 이미 원격 전이(간, 위, 뼈, 림프절 등에)가 잠재된 경우가 많기 때문이다. 2012년부터 절제 가능한 췌장암에 대해서는 수술 전 중입자선 치료와 항암제인 '젬시타빈(GEM)'을 병용하는 임상시험을 시작했는데 이를 통해 치료 효과가 더욱 향상될 것으로 기대된다.

중입자선 치료와 약물 치료의 조합으로 높아진 치료 효과

췌장암은 발견되었을 때 이미 오래 진행되어 수술할 수 없는 경우가 적지 않다. 수술이 불가한 '국소진행성 췌장암'에는 전과 같이 엑스선 치료와 약물 치료를 조합하는 '화학 방사선 치료법'이 선택되었다. 그러나 2년 생존율이 20~30%로 그다지 효과가 좋지 못했다.

'국소진행성 췌장암'에 대해 먼저 중입자선 치료를 하고 그 뒤에 중입자선 치료와 약물 치료를 조합해 시험했다. 중입자선과 항암제의 알맞은 양을 찾기 위한 시험에서 중입자선은 43.2~55.2GYE를 3주 12회 조사했으며, 젬시타빈은 400~1,000mg/

m^2를 시험했다. 현재는 '선진 의료'로서 치료되지만 지금까지 이 방법으로 70사례 이상의 치료가 행해져 2년 생존율은 40~50%로 뚜렷이 올라갔다.

현재 중입자선은 55.2GYE, 젬시타빈은 1,000mg/m^2를 사용하며, 중간 분석에 의하면 2년 생존율이 50% 이상이다.

05

간세포암
종양 제어와 간 기능 보존을 꾀하다

재생 능력이 높지만 암에는 약한 간

간암은 크게 원발성 간암과 전이성 간암으로 나뉜다. 여기서 원발성 간암은 간세포에서 발생하는 간세포암과 담즙을 십이지장으로 보내는 담관에서 발생하는 담관세포암 등으로 나뉜다.

일본에서는 원발성 간암 중 간세포암이 90%를 차지해 간암이라고 하면 대부분 간세포암을 가리킨다. 간세포암은 간염 바이러스와 깊은 관계가 있어 그중 90%는 B형, C형 간염 바이러스에 감염되어 발생하는 만성간염 혹은 간경화에 의해 발생한다. 부위별 환자 수로는 남성이 3만 700명(5위), 여성이 1만 6,600명(7위)이다(2015년 일본 국립암연구센터 집계).

간은 성인 기준 무게가 800~1,200그램 정도로 체내에서는 가장 큰 장기이다. 영양분 등을 분해해 다른 물질로 바꿔 생명 활동을 유지하는 믿음직한 장기이다(자료 27 참고).

정상적인 기능을 할 때 간은 약 500가지가 넘는 역할을 한다. 그래서 '인체의 화학공장'이라는 별명을 얻을 정도다. 병이나 염증이 발생해도 쉽게 증상이 나타나지 않아 '침묵의 장기'라고도 한다. 그러나 수술로 70%를 절제해도 6개월만 지나면 크기와 역할도 돌아오는 등 재생 능력이 높은 장기이다.

간암 초기는 자각 증상이 거의 없다. 그런 만큼 암이 발견됐을 때에는 증상이 상당히 진행된 경우도 자주 보여 간 기능 저하를 동반하는 일도 적지 않다. 간세포암의 치료법으로는 수술 치료

자료 27 간과 주변 장기의 구조

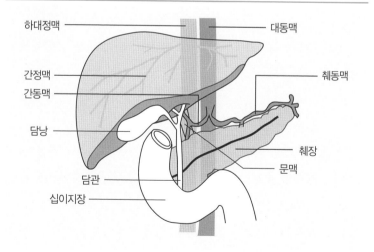

가 첫 번째였다. 암을 제거하는 가장 확실한 방법이지만 종양 범위와 간 기능 제한도 동반해 수술이 가능한 경우는 30% 정도라는 게 현실이다.

1960년대에 일본에서 간에 대한 전체 조사에 의해 심각한 장애가 보고된 이래 방사선 치료는 거의 사용되는 일이 없었다. 하지만 각종 화상 진단과 조사법의 발전, 종양의 호흡성 이동을 고려한 치료법의 개발 등으로 일본에서는 1980년대 후반에 쓰쿠바 대학에서 시험한 양자선 치료를 계기로 방사선 치료가 다시 주목받았다.

중입자선 치료가 국소제어율, 생존율에서 좋은 성적을 보이다

간세포암에 대한 중입자선 치료는 1995년에 일본 국립방사선 의학종합연구소(NIRS)에서 임상시험으로 시작했다. 처음에는 5주간 15회, 3주간 12회, 1주간 4회라는 진료 기간을 단축해 현재는 2일 2회씩 조사한다.

중입자선 치료에서는 종양의 위치를 확인하기 위해 작은 금속 조각을 1~2개 집어넣는다. 간은 호흡할 때마다 움직이므로 보다 확실한 방법이다. 조사법은 수직 혹은 수평 방향에서 직교 2문 조사가 기본이다. 2014년까지 이틀에 2회 중입자선 치료를 받았

던 환자는 160명이다. 부작용은 거의 없었다. 간세포암의 중입자선 치료에 의한 국소제어율은 45.0GYE(2회 분할) 이상인 고선량을 조사했을 때 90%로 양호했다. 원래부터 간경화를 동반하는 사례가 많기에 생존률은 국소제어율보다 낮아진다.

간은 재생 능력이 높다. 중입자선을 조사한 영역은 위축되지만, 간 기능을 유지하고 있는 경우에는 조사를 받지 않은 영역이 대신 비대해져 기능을 보정하지만 한계도 있다. 병변이 소화관에 근접한 경우에는 중입자선의 선량 집중성이 좋아도 소화관 장애의 위험이 높아지기 때문에 이런 사례는 중입자선 치료가 한계를 보인다.

자료 28 간세포암의 입자선 치료

	일본 국립암센터 히가시 병원	쓰쿠바대학	일본 국립방사선의학 종합연구소(NIRS)
환자 수	단발 40	단발 31/다발 20	단발 70/다발 2
최대 종양 지름 (중앙치/범위)	45/25~82mm	28/8~93mm	33/13~95mm
치료법	양자	양자	중입자
선량(GYE)/횟수	76/20회	66/10회	45.0, 48.0/2회
국소제어율	2년 96%	3년 94.5% 5년 87.8%	3년 89% 5년 89%
생존율	3년 66%	3년 49.2% 5년 38.7% 3년 57.3%(단발) 5년 38.7%(단발)	3년 77% 5년 58%

직경 50㎜를 넘는 큰 종양에서 간 기능이 양호한 경우에 대한 중입자선 생존율은 절제 치료 성적과 거의 같다. 양자선 치료와 비교한 것이 자료 28이다.

　국소제어율 및 생존율에 큰 차이는 없지만 치료 횟수는 양자선 치료가 10~20회 필요한 데 비해 중입자선 치료는 단 2회로 훨씬 짧다. 같은 기간이라면 중입자선 치료가 더 많은 환자를 치료할 수 있다. 다른 치료법이 곤란해 소개를 받았던 환자가 있다(권두 자료 17 참고). 직경이 약 85㎜ 정도로 큰 병소였지만 46GYE/2회 조사로 축소해 제어되었다.

06

대장암
수술 후 재발에 대해 뛰어난 효과

여성 대장암이 급증 중

대장의 암 발생 부위는 직장이 40%, S형 결장이 20%, 그 외의 경우가 40%이다(자료 29 참고). 일본인의 경우 S형 결장과 직장에 암이 생기기 쉽다고 한다. 조직 종류의 대부분은 점막에 있는 흡수상피세포에서 발생하는 '선암'이다.

일본 국립 암연구센터 암 대책센터의 2015년 예측에 의하면 대장암 환자 수는 남녀 합해 13만 5,800명으로 1위이다. 사망자 수를 보면 남성의 경우 3위(5만 5,200명), 여성이 1위(2만 3,400명)이다. 여성의 경우 유방암과 자궁암이 주목받는 경향이 있지만 대장암에 좀 더 주목해야 할 필요가 있어 보인다.

연령별로는 40세부터 증가하기 시작해 여성은 50대, 남성은

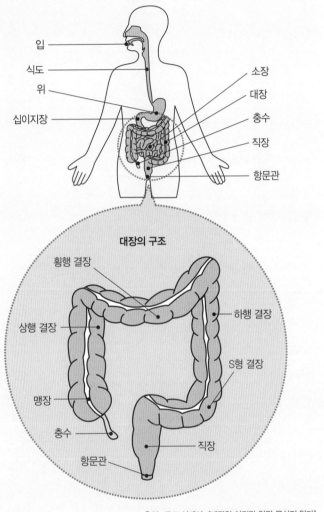

입
식도
위
십이지장

소장
대장
충수
직장
항문관

대장의 구조

횡행 결장

상행 결장

하행 결장

S형 결장

맹장

충수

직장

항문관

출처: 구도 신에이, 《대장암 이것만 알면 무섭지 않다》

60대에 최대를 기록했다. 따라서 40대부터 정기검사를 받는 게 좋은데 초기에는 거의 자각 증상이 없기 때문이다. 혈변을 보면 어느 정도 진행이 된 확률이 높아 그만큼 치료가 어려워진다.

직장암 수술 후 재발 치료

대장암 치료에는 내시경 치료, 수술 치료, 약물 치료, 방사선 치료 등이 있다. 치료법은 병기와 몸의 상태, 합병증 등을 고려해 결정한다. 암의 깊이가 점막에 머물러 있어 림프절 전이 가능성이 없는 경우는 내시경 치료로 절제한다. 그 외의 경우에는 수술이 기본적인 치료법이다. 암이 있는 장관과 림프절을 절제하고, 암이 주위 장기로 진행 중인 경우에는 그 장기도 같이 절제한다. 당연한 이야기지만 진행 중인 암이라면 재발 가능성이 높다.

대장암의 재발로 가장 많은 경우는 간으로의 전이이다. 직장암의 경우는 국소 골반 내 재발이 그 다음이고 폐 전이도 비교적 많이 발생한다(자료 30 참고).

직장암은 수술 후 국소 재발이 약 9%의 비율로 일어난다. 이건 직장의 원발 병소가 딱 골반에 둘러싸인 듯한 위치에 있기 때문에 수술로 암 주위를 넓게 잘라내기 어려운 경우가 많기 때문이다. 재발병소에 대한 치료는 절제가 첫 번째 선택이다. 그러나

	재발 건수	국소 재발율(%)	간 전이 비율(%)	폐 전이 비율(%)
결장암	3,092	2.4	7.3	2.8
직장암	2,507	8.9	7.4	7.6

※직장암은 국소 재발율이 높다.   출처: 일본 대장암지원연구회

	절제 시행율	절제 후 5년 생존율
국소 재발	10~30%(절제 곤란)	30~45%
간 전이 비율	40~50%	35~45%
폐 전이 비율	20~30%	40~50%

※절제할 수 없는 경우 전신 화학 치료법에 의한 5년 생존율은 5% 이하다.

출처: 일본 대장암지원연구회

실제 수술 시행율은 10~30%로 낮은 게 현실이다(자료 31 참고).

여기에는 나름의 이유가 있는데 방광 등의 골반 장기까지 적출하는 대수술이 되는 일이 적지 않아 환자의 부담이 커지며, 수술로 인해 잃게 되는 기능도 많고 감염 등의 수술 후 합병증을 무시할 수 없기 때문이다. 환자가 잃는 것이 너무나 크기에 시행률이 낮은 것이다.

이 같은 사정에서 직장암의 수술 후 골반 내 국소 재발에 대해 외과에서의 강한 요구 등이 있어 선량 분포와 생물효과가 뛰어난 중입자선 치료를 실시하게 되었다.

미래가 기대되는 중입자선 치료

권두 자료 18은 직장암 수술 후 생긴 골반 재발의 치료 전후 CT·PET 사진이다. CT에서는 재발 종양에 의해 골반이 크게 파괴되고, PET에서는 그 부분에 일치시킨 방사성동위원소의 집적을 볼 수 있는데 종양은 중입자선 치료에 의해 사라졌다.

적절한 선량을 정하기 위해 선량증가 시험을 한 결과 가장 높은 73.6GYE로 182명이 치료되었으며 국소제어율은 91%, 5년 생존율이 53.2%였다. 생존율이 고작 53%라고 생각할 수도 있는데 통상적인 방사선 치료는 고작해야 5년 생존율이 23%, 수술 치료가 46%인 것을 생각하면 상당히 좋은 성적이라 할 수 있다 (자료 32 참고).

수치를 보면 직장암 수술 후 재발에 대해 중입자선 치료의 효과를 크게 기대할 수 있다. 일본 국립방사선의학종합연구소(NIRS)에서는 예전에 적용하지 않았던 '재발병소가 소장, 대장에 전이된' 경우에도 대응하기 위해 병소와 근접한 소화관 사이에 '스페이서(Spaser)'라는 것을 넣는 치료를 개발했다. 치료 성적은 5년 국소제어율이 89.8%, 5년 생존율이 30.4%였다. 지금까지 중입자선 치료가 부적합하다고 여겨지던 병례가 치료 가능해졌다는 데 의의가 크다.

대장암 재발에서는 복부 림프절로 전이된 예가 적지 않다. 이

방법	보고처	환자 수	국소제어율	2년 생존율	5년 생존율

직장암 수술 후 골반 재발의 치료 성적

방법	보고처	환자 수	국소제어율	2년 생존율	5년 생존율
엑스선 치료	6시설	1시설당 22~76명	28~74%	27~82%	3~23%
수술 치료	6시설	1시설당 29~115명	–	62~86%	31~46%
중입자선 치료	일본 국립방사선의학 종합연구소(NIRS)	182명	91%	91%	53%

에 대해서도 중입자선 치료가 유효하다. 또한 간 전이와 폐 전이에 대해서도 단발성이라면 1~4회로 끝나는 단기 조사를 시행하고 있다.

07

자궁암
방사선 · 약물 치료의 효과를 높이다

자궁경부암과 자궁체암은 다른 암이다

2015년 일본 국립암연구센터 조사에서 자궁암 환자 수는 약 3만 명(5위), 사망자 수는 약 6,300명(8위)이었다. 자궁암은 크게 자궁경부암(약 1만 명)과 자궁체암(약 1만 1,000명)이고 나뉜다. 자궁 입구인 경부에 생기는 것이 자궁경부암(주로 편평상피암)이고 태아를 기르는 자궁체의 내측에 있는 자궁내막에서 발생하는 깃이 자궁체암(주로 선암)이다(자료 33 참고).

우선 자궁체암은 방사선 감수성이 높은 소화관에 근접한 경우가 많기에 원칙적으로 방사선 치료가 적합하지 않다. 수술 치료를 추천한다. 자궁경부암의 치료는 조직이 편평상피암인 경우 방사선 치료 및 약물 치료를 동시에 시행하는 것이 일반적이다.

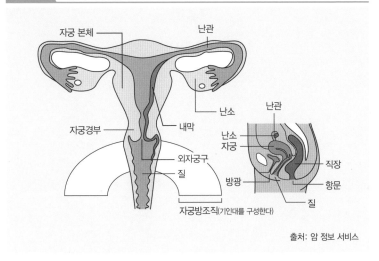

출처: 암 정보 서비스

그러나 같은 자궁경부암이라도 국소진행성인 편평상피암의 경우
와 때때로 수술이 어려운 선암의 경우에는 이 치료법의 효과가
그다지 좋지 않으므로 중입자선 치료를 적용한다.

　자궁경부암과 자궁체암은 많은 점에서 달라 다른 병이라고 생
각하는 편이 좋다. 편평상피암과 선암의 차이를 알아 두는 것만
으로도 치료법을 판단할 때 큰 무기가 된다.

국소진행성 암에 유효한 중입자선 치료

자궁경부암에 대해 방사선 치료를 할 경우, 병소를 외부에서 조사하는 '외부 조사'와 질과 자궁 안에 방사선을 방출하는 선원(Ir-192)을 직접 넣어 내부에서 조사하는 '강내 조사'를 조합하는 방법이 표준이다.

자궁경부의 편평상피암의 경우 외부 조사와 강내 조사를 조합하고 약물 치료도 병행해 비교적 양호한 성적을 거두고 있다. 그러나 편평상피암이라도 큰 종양이거나 조직형이 선암인 경우에는 아직 만족스런 성적을 얻지 못한다. 바로 이 경우에 중입자선 치료를 적용한다.

중입자선 치료가 대상이 되는 구체적 조건은 다음과 같다. 국소진행성이며 복부 림프절 전이가 없을 것, 수술이 적합하지 않을 것, 직장 침윤이 없을 것 등이다. 통상적인 방사선 치료가 가능한 경우에는 그 치료법을 선택하면 된다.

주 4일간 40회 조사가 기본적인 치료법

자궁경부암에 대한 중입자선 치료는 최근 자궁 원발 병소와 림프 영역에 대해 골반 전체 조사를 시행하고 그 다음에는 원발

자궁경부암의 치료 성적

보고자/ 보고 년도	병기	환자 수	치료법	5년 생존율	5년 국소 제어율
Grigsby/1988	3	12	방사선	25%	33%
Eifel/1990	3	61	방사선	26%	46%
Niibe/2010	3B	61	방사선+약물	22%	36%
일본 국립 방사선의학종합 연구소(NIRS)	합계 (3B~4A)	55 (38)	중입자선	38% (42%)	55% (58%)

병소로 범위를 좁혀 조사한다.

이 방법에 의한 자궁경부 편평상피암 3기의 치료 성적은 5년 국소제어율 83.7%, 5년 생존율 53.8%이다. 일반적인 3기의 5년 생존율은 약 50%이므로 일단 만족스러운 숫자다. 한편 자궁경부 선암에 대해 중입자선 치료 사례 수는 단독으로 55건이다. 그 치료 성적을 3B~4기에 한해 보면 5년 생존율은 42%로 다른 치료보다 약 20% 양호한 성적이다(자료 34 참고).

현대 과학과 의학이 이루어 낸 기적의 치료법

중입자선 암 치료

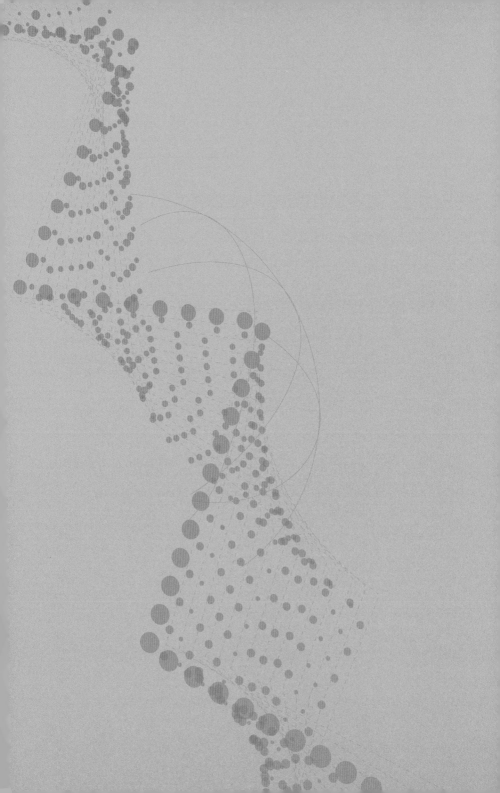

제 **5** 부

중입자선 치료 사례

5부 내용은 중입자선 치료를 받았던 환자들의 실제 이야기를 정리한 것이다. 자신의 병이 무엇이고, 중입자선 치료를 받기 전까지의 불안과 갈등, 희망들에 대해 이야기하며, 또한 다른 곳에서 받았던 암 치료법, 자신이 중입자선 치료를 받기로 결정한 이유들, 의사와의 대화와 가족들의 반응, 중입자선 치료 중에 있었던 일과 치료 전후 상태와 생활의 변화, 그 뒤의 경과와 부작용 등에 대한 이야기가 있다.

중입자선 치료에 대해 알고 싶다거나 치료를 고려하는 환자에게 있어 이 장은 큰 도움이 될 것이다.

※ 치료 사례 7, 8, 9는 한국 환자의 치료 사례다. 한국 환자의 사례는 치료 과정을 한눈에 알 수 있도록 의료진과의 상담 내용을 위주로 작성했다.

01

두경부암(50대 여성)

- 2004년 3월: 두경부 상악골에서 발생한 골육종 진단
- 2004년 5~6월 중입자선 치료(16회 조사)

어떻게 자신의 병을 알았나?

2003년 10월쯤 세수를 하다가 머리 왼편에 팥알만 한 크기의 덩어리를 알아챈 게 처음이었다. 그 덩어리가 조금씩 커져 종합병원 등에서 여러 가지 검사를 받았지만 아무리 검사해도 양성이라는 결과밖에 나오지 않았다. 그럼에도 불구하고 종양이 자라는 느낌이 계속되어 주치의가 일본 국립암센터의 의사를 소개해 주었고 1주간 입원해 병리검사를 받았다. 그 결과 100만 명에 1명의 확률로 발병한다는 두경부 골육종, 다시 말해 얼굴뼈에 생

긴 악성종양을 진단받았다.

당시 어떤 치료법을 사용했나?

그때는 약물 치료나 방사선 치료도 효과가 없다고 알려져 있어 치료법은 수술뿐이었다. 그런데 "얼굴의 반을 깎게 되니 각오하세요"라는 충격적인 말을 들었다. 그때부턴 살아도 산 느낌이 아니고 나락 끝에 떨어진 듯한 나날이었다. 벚꽃이 피는 계절이었지만 그 풍경도 흐릿한 잿빛으로만 비쳤다. 나락의 끝에 떨어진 기분에서 대체 어떻게 살아야 할지 계속 고민하던 2주의 시간이 지났다. 외과 수술을 나흘 남겨둔 어느 날 남편이 팩스를 보내 왔다. '중입자선 치료 심부 암세포 근절'이라는 제목의 3월 25일자 신문 기사였다. 남편은 "부탁이니까 읽어 줘, 제발!"이라고 말했다.

그때 문득 내 얼굴의 반이 사라져 싫은 건 나보다 사실 남편 쪽이 아닌가, 이대로 포기할 수 없는 게 아닌가 싶어 내용을 읽어 봤다.

느낌이 오는 부분이 있었나?

팩스를 읽고 일본 국립방사선의학종합연구소(NIRS)에 전화를 걸었다. 이미 오후 4시가 지났지만 상태를 이야기하자 전화를 받은 사람이 "전화를 끊지 마시고 기다려 주세요"라 하더니 의사를 바꿔 주었다. 현 상태를 이야기하니 "치료 기록을 모두 가지고 3월 29일 월요일 아침에 바로 와 주세요"라고 하는 것이다.

우연히도 3월 29일은 암센터 입원 예정일이었다. 그러나 나는 입원보다 중입자 치료를 받아야겠다고 마음을 굳혔다. 의사와 이야기하는 동안 마치 신이 "이쪽으로 오십시오"라고 손짓하는 듯했다.

하지만 전화를 건 날은 목요일이었다. 다음 주 월요일에 일본 국립방사선의학종합연구소(NIRS)에 가기 위해서는 내 치료 기록을 모을 시간이 다음 날인 금요일뿐이었다.

금요일 아침에 바로 암센터에 가서 양해를 얻고 소견서와 치료 기록을 받았다. 다만 소견서를 받으려면 입원이나 수술 예정도 전부 취소해야 하는 게 조건이었다. 잠시 고민했지만 중입자선 치료를 받아 보자는 결심이 섰기에 치료 기록을 가지고 일본 국립방사선의학종합연구소(NIRS)를 찾았다.

치료를 결심하기까지 상당히 갑작스런 전개였다.

1주일마다 PET, CT, MRI, 뼈의 신티그램(뼈의 대사 상황을 조사하는 검사) 조사 등을 일본 국립방사선의학종합연구소(NIRS)로 받으러 갔지만 결과를 알 때까지는 불안해서 거의 죽은 사람의 심정으로 하루하루를 보냈다. 하지만 감사하게도 모든 적응 조건이 맞아서 중입자선 치료를 받을 수 있었다. 또 하나의 희망이 떠오른 순간이었다.

두경부 골육종에 대해서는 지금까지 치료 중에서 가장 높은 70.4GYE라는 선량으로 치료를 받았다. 내가 그 1호였다. 먼저 주변부터 한꺼번에 조사하고 마지막에 핀 포인트로 집중 제거를 한다는 계획이었다. 조사는 광범위했다. 조사할 때마다 얼굴 좌측이 점점 빨갛게 화상을 입은 것처럼 되었는데 각오했던 일이었다. 지금은 그때의 자국이 전혀 없으며 얼굴이 빨개지는 등의 부작용은 훨씬 가벼워진 상태다.

그 후의 경과는 어땠나?

퇴원 후 2개월 정도 지나 통증이 왔다. 골수암이 사멸된 뒤의 부골(腐骨)에서 오는 통증이었던 것 같다. 개인차는 있겠지만 모르핀으로는 통증을 제어할 수 없을 정도로 통증이 심했다. 그즈음 나온 진통제인 '듀로텝(Durotep)'을 복용했다. 그 약은 극심한 통증도 억누르는 모르핀 성분을 피부에 붙여 사용하는 약이다. 듀로텝을 쓰기 시작하고 대략 10개월이 지난 뒤 주치의가 "치아를 몇 개 뽑고 부골을 제거하죠"라고 말했다.

부골 제거에는 타이밍이 중요해 제거가 이르면 암이 완전히 제거되지 않고, 제거가 늦으면 중입자선의 영향이 조사 범위에 미쳐 치아를 남길 수 있는 범위가 좁아진다고 했다. 솔직한 심정으로는 치아를 하나라도 더 남기고 싶어 거부감이 생겼다. 주치의에게 의견을 이야기하자 "기분은 이해하지만 듀로텝은 심장에 상당한 부담을 주기 때문에 언제 심장이 멎을지 모릅니다. 지금 약은 그만큼 강한 약이니 부골을 제거하면 듀로텝을 복용하지 않아도 됩니다"라고 했다.

그래서 2005년 7월에 부골을 제거하는 수술을 받았다. 이를 3개 뽑아 부골을 긁어내고 의치를 만들었는데 수술 타이밍은 대단히 좋았다.

치료를 받을 때 주변 가족들의 심정은 어땠나?

한 고비 넘으면 또 한 고비가 오는 식이었으니 무척 안타까워했던 것 같다. 그래도 나로서는 이 시련을 넘지 못하면 무엇을 위해 중입자선 치료를 받았는지를 알 수 없다고 스스로에게 되뇌며 지냈다. 내가 특히 1호 환자였던 점도 있어 의사들과 이인삼각을 하는 것처럼 서로 최선을 다했다. 그 점도 자극이 되었다.

퇴원 후 어떻게 지내고 있나?

퇴원할 때 일본 국립방사선의학종합연구소(NIRS)에서 알게 된 환자들과 연락처를 교환하고 2005년 1월에 첫 환자 모임을 개최했다. 지팡이를 짚은 분, 큰 마스크를 한 분, 항암제의 영향으로 빠진 머리카락이 몰라볼 정도로 길어진 분 등 10명이 모였지만 다들 정말로 꿋꿋하게 살고 있다는 생각에 감동했다.

암 환자는 가족에게도 말할 수 없는, 같은 환자가 아니면 알 수 없는 아픔과 불안과 고민을 가진다. 환자 모임은 이런 것들을 터놓고 말할 수 있어 서로 소소한 대화로도 마음이 편해지며 정보도 교환하는 장이다. 멀리 거주하는 분들과는 편지와 이메일, 전화로 교류한다.

의사와의 관계에 고민을 가진 분도 적지 않았다. 좋은 의사가 있는 반면에 병의 증상이나 컴퓨터만 보고 환자를 보지 않는 의사도 있다. 물론 의사가 신은 아니지만 말이다.

나는 의사에게 묻고 싶거나, 묻기 곤란한 것이 생기면 그 사항을 수첩에 정리해서 병원에 가라고 주변에 이야기한다. 그리고 최종 선택이 다가왔을 때 의사에게 "만약 선생님이라면, 아니면 선생님 가족이라면 어떤 치료법을 선택할까요?"라고 물어보라 말한다. 그러면 의사도 진지해져서 발을 빼지 못할 것이다(웃음).

강연 활동도 한다고 들었다.

치료를 받고 3년 정도 지났을 즈음 골육종에 관한 강연회를 보러 갔다. 거기서 골육종 환자의 생존율 자료를 봤는데 증세가 나타나고 2년까지는 느슨한 곡선인데 5년쯤엔 생존율이 0에 가까웠다. 골육종이 그렇게나 가혹한 병이라고 다시금 깨닫고 나니 기분이 나빠질 정도였다.

지금부터라도 나는 병에 대해 알리는 활동을 늘려야겠다고 느

껐다. 그리고 단순히 살아 있는 것만이 아니라 남을 위해 할 수 있는 일을 하고 싶어 봉사활동에 눈을 뜨게 되었다.

그래서 치료 후 5년이 지난 2009년에 텔레비전 프로그램에 출연해 중입자선 치료 경험을 소개했다. 2010년에는 일본 국립방사선의학종합연구소(NIRS)와 한 대학교가 공동으로 주최한 '입자선치료세계학회'에 초대받아 환자 자격으로 강연을 했다.

그 활동의 에너지는 어디서 오는가?

예전의 나는 꽃꽂이가 취미인 주부였다. 하지만 병에 걸리고 '죽음과 생은 하나이며 나는 혼자 살아 있는 게 아니라 남으로 인해 사는 것'이란 걸 깨달았다.

환자 모임이나 강연회 활동 역시 내게 주어진 하나의 과제라고 생각해 봉사활동을 더 열심히 해야겠다고 생각했다. 일본 국립방사선의학종합연구소(NIRS)의 의사들도 "제가 도울 수 있는 일이라면 언제든 말해 주세요"라고 했다. 병을 앓고 난 후 내 인생은 더 드라마틱해졌다.

02

췌장암(50대 남성)

- 2012년 4월: 췌장암 진단
- 2012년 6~7월: 중입자선 치료
- 2013년 11~12월: 1차 재발로 인한 2차 중입자선 치료
- 2014년 12월~2015년 1월: 2차 재발로 인한 3차 중입자선 치료

어떻게 자신의 병을 알았나?

영업 일을 하느라 아침 9시부터 밤 10시에 가깝게 일에 쫓기는 나날을 보냈다. 나른함이나 등 부분에 통증이 있었지만 바쁘게 살면 원래 그러겠거니 했다. 그래도 신경이 쓰여 처음엔 위장병을 의심해 위내시경 검사를 두 번 받았지만 이상이 없었다.

증상은 있는데 이상이 없다 하니 대학병원에서 CT 및 초음파

검사를 받았는데 췌장암이라는 것이다. 병기는 4A, 크기는 가로 4㎝에 세로 7㎝. 여기에 복강동맥과 문맥에 침윤이 발견되어 수술이 불가하다고 했다. 그리고 내게 남은 시간은 반년에서 1년이라는 시간밖에 없다는 말이었다. 나는 완치 불가능한 환자였다.

병에 대해 여러 가지로 조사했나?

당시 나는 췌장암에 대한 지식이 없었기에 인터넷에서 정보를 모으는 것부터 시작했다. 5년 생존율은 5%라는 등 희망에 찬 정보가 전혀 없었는데 가족들이 중입자선 치료 병원에 대한 정보를 찾았다.

내가 췌장암에 걸렸다는 것을 알았을 때 제일 크게 느낀 감정은 분노였다. 물론 절망하고 낙담하기도 했지만 가장 뚜렷했던 감정은 강한 분노였다. '허락도 없이 내 몸에 이런 걸 멋대로 만들다니!'라는 느낌이었다. 회사 일로는 몇 번이나 힘든 일을 겪어봤고, 어떤 의미로는 위기 대응에 대한 경험이 있었기에 암에 대해서도 뭐든 해야만 했다.

주치의로부터 일단 항암제를 쓰자는 이야기를 들었지만 연명 치료에 불과한 방법보다 강력한 효과를 기대할 수 있는 중입자선 치료를 받고 싶었다. 중입자선 치료로 가고 싶다는 강한 의사를 주치의에게 말하고 일본 국립방사선의학종합연구소(NIRS)에 가기 위한 소견서를 받았다.

중입자선 치료는 어떻게 진행되었나?

처음에는 종양이 너무 커 조사하기 몇 달 전부터 항암제를 통해 종양을 작게 하려 했지만 그다지 효과가 없었다. 그러나 치료가 시급해 2012년 7월 첫 번째 중입자선 치료를 받았다. 아무래도 종양이 너무 컸기 때문에 1회의 중입자선 치료에서 모든 종양을 소멸시키지 못했고, 종양표지자인 'CA19-9'는 100 넘게 높았다. 그 뒤 '젬시타빈'이라는 항암제를 썼다.

젬시타빈에 대한 내성이 생겼는지 종양표지자 수치가 차츰 상승해 'TS-1'으로 항암제를 바꿨다. 그리고 이듬해 12월에 2차 중입자선 치료를 받았다. 1회 때에는 췌장의 중앙 췌체부(膵體部)를 조사했지만, 2차에서는 십이지장에 가까운 부분인 췌두부(膵頭部)에 있는 약 3㎝의 암을 조사했다. 이 치료는 효과를 거두어 종양표지자가 기준치로 돌아갔다.

그러나 TS-1에 의한 부작용이 생겼다. 몸 말단에 영향이 미친 듯 얼굴과 손톱이 새카매진 것이다. 그중에서도 제일 곤란했던 건 각막이 손상되어 빛을 보면 시야가 흐릿해 일상생활에 지장이 생긴 것이었다. 그래서 반년 정도 TS-1 복용을 중단했다. 그런데 지금 생각하면 그 선택은 옳지 않았던 것 같다. 항암제를 계속 먹었어야 했다.

3차 중입자선 치료는 어떻게 진행되었나?

종양표지자 수치가 다시 조금씩 올라가 기준치를 웃돌았기에 일본 국립방사선의학종합연구소(NIRS)에서 검사를 받았다. 검사를 받는데 췌장 뒤쪽 신경다발에 5~10㎜ 크기의 암이 발견되었다. 그래서 2014년 12월 받은 3차 중입자선 치료는 신경다발을 중심으로 조사했다.

치료 후 2개월 뒤부터 약 1년 반 동안 종양표지자는 기준치 내를 유지했고, PET 검사로도 집적이 확인되지 않았다. 다만 췌장암은 완치가 어려운 암이니 이걸로 끝났다고 생각지는 않는다.

지금은 안과에 다니며 TS-1을 계속 복용하고 있다. 만약 재발이 생겨도 당황하지 않을 준비가 필요하다고 느끼고 있다. 어쨌거나 암과의 싸움은 정보를 수집해 판단하고 정보를 얻어 할 일의 우선순위를 정하는 것이 매우 중요하다.

중입자선 치료 중에 스트레스는 없었나?

치료 자체는 아무렇지 않았지만 조사할 위치를 정하기 위해 누워서 기다리는 시간이 길었다. 일본 국립방사선의학종합연구소(NIRS)의 현재 주치의는 중입자선 치료의 세계적인 권위자로서 그에게 치료를 받은 건 대단한 행운이었다.

내겐 생명의 은인이다. 1차 치료 때 주치의는 같은 고향 출신이라 마음이 통하는 데가 있었다. 모두 성의를 다해 진료해 준 데에 정말로 감사드린다.

부작용은 없나?

부작용은 딱히 없었다. 다만 원래 당뇨병이 있어 혈당치를 재고 인슐린 주사를 맞고 있다. 저혈당이 되면 위험하기에 늘 포도당 알약을 가지고 다닌다.

그리고 항암제를 복용하니 아무래도 면역력이 떨어진다. 체력과 자가면역력을 올리기 위해 점심 및 저녁식사 후 1시간 내에 20분간 걷기를 매일 빼먹지 않고 있으며 충분한 수면을 취하고 있다.

치료 후 생활은 어떻게 변했나?

치료 때문에 계속 집에 있으니 가족들도 처음엔 놀랐던 모양이다. 지금까지는 일이 바빠 집에 있는 시간이 거의 없었기 때문이다.

56살 나이에 췌장암이 발견되어 여러 가지 생각을 했는데 문득 뒤돌아보니 20~30대에 암에 걸린 것도 아니었고, 일은 바빴지만 즐거웠으며 경험할 건 다 해 봤다는 생각이 들었다. 따져보면 괜찮은 인생 아니었나 싶다.

지금은 같은 병을 앓는 환자를 위해 정보를 제공하고 싶다. 수술이 불가했고, 약물 치료를 받아도 남은 생이 반년에서 1년이라고 선고받았지만 나는 중입자선 치료로 살아남을 수 있었다. 그러니 이제부터는 같은 병에 걸린 이들에게 치료의 선택지를 넓힐 만한 정보를 알릴 수 있으면 좋겠다.

그래서 췌장암 환자를 지원하는 모임에서 체험담을 강연한 적도 있다. 이런 마음은 역시 같은 체험을 했던 사람들밖에 모를 거라고 생각하기 때문이다.

03

유방암(50대 여성)

- 2013년 2월: 유방암 진단
- 2013년 4월: 중입자선 치료(4회 조사)

어떻게 자신의 병을 알았나?

1년에 한 번 회사에서 종합건강검진을 받는데 매번 찜찜했지만 재검사해도 아무런 이상이 없었다. 이번에도 그런가 싶어 근처 국립병원에 재검사를 받으러 갔는데 유방암 판정을 받았다. 초기라서 병기는 1기였으며, 크기는 가로 2㎝에 세로 1.5㎝였다.

주치의는 "유방을 절제하고 방사선 치료를 받는 게 좋겠습니다"고 했다. 내 생각에 암이 아직 작은데 유방을 잘라내고 방사선 치료를 할 필요가 있는지 의문이었다. 얼마나 잘라내야 할지도 몰랐고 병원에서는 이에 대해 아무런 설명도 하지 않았다.

병원 입장에선 일상이겠지만 내게는 처음 있는 일이다. 암 선고로도 충격이었는데, 자세한 설명 없이 유방암이니 잘라내면 된다는 게 일반적인 상식이라는 것이 이해되지 않았다.

어떻게 중입자선 치료를 받게 되었나?

내가 다니던 피부과가 있었는데 주치의한테 "제가 실은 유방암에 걸렸습니다"라고 말하니 그 주치의의 아버지가 전립선암에 걸려, 일본 국립방사선의학종합연구소(NIRS)에서 중입자선 치료를 받았다며 생각이 있으면 소개해 주겠다고 했다.

유방암을 선고받았던 국립병원에 가서 주치의한테 중입자선 치료에 대해 말하니 "그런 민간요법을 받으려고요?"라고 말하는 것이었다. 주치의는 자신의 병원과 수술에 대해 절대적인 신앙을 가진 것처럼 느껴졌다.

나는 결국 스스로 알아서 할 문제라 생각하고 중입자선 치료를 받을 수 있는 곳에 닥치는 대로 전화를 걸었다. 전화를 받은 몇 군데는 유방암을 치료하지 않는다고 했다. 그러다 일본 국립방사선의학종합연구소(NIRS)에 전화를 거니 의사를 직접 연결해 주었다.

내가 "유방암 확정 진단을 받았고 그 크기도 아는데, 지금 다니는 병원에서는 MRI도 찍어 주지 않습니다"라고 하니 "저희가 유방암 치험(治驗)에 들어가는데 60세 이상이 대상입니다. 하지만 MRI도 찍어 주지 않는다니 일단 방문해 주세요"라고 해서 바로 예약을 잡았다.

나중에 일본 국립방사선의학종합연구소(NIRS)에서 MRI를 찍었는데 문제가 된 것은 내 나이였다. 젊으면 재발의 위험이 높아 중입자선 치료가 맞지 않는다는 것이었다. 하지만 암은 규정 내의 크기였고 도저히 포기할 수 없어 치료를 부탁했다. 병원 측 사정이 있다는 건 당연히 알았지만 겨우 여기까지 왔기 때문이다. 결국 일본 국립방사선의학종합연구소(NIRS)에서 여러 의사들의 회의 끝에 치료를 받을 수 있게 되었다. 퇴원 후 바로 일에 복귀해 원래의 생활로 돌아갈 수 있었던 게 가장 기쁘다.

중입자선 치료는 어떻게 진행되었나?

내가 첫 시술이라 몸을 고정하기 위한 고정구를 뜨는 데 시간이 꽤 걸렸다. 누우면 가슴이 퍼지니 여러 시행착오를 겪으며 작업을 했다. "오래 걸려서 힘드시겠네요"라는 말이 그저 고마웠다.

조사는 밤 7시 아니면 8시부터 시작되었다. 조사하는 시간은 짧았지만 고정구에 가슴을 원래대로 맞추는 데 시간이 꽤 걸렸다. 가슴에 일단 표시는 했지만 조금씩 조사하며 위치를 맞추는 과정이라 늦을 때에는 밤 11시 가까이 진행된 적도 있었다. "선생님, 시간이 이렇게 지났는데 집에 어떻게 가세요? 잠은 제대로 주무세요?"라며 오히려 내가 걱정했을 정도였다. 세 곳의 방향에서 중입자선을 조사하는 치료를 4회 반복했다. 5일간 치료가 끝나고 직장에 바로 복귀할 수 있었다.

중입자선 치료에서 가장 좋은 점은 일을 계속할 수 있었던 점이다. 암을 앓으면 일하는 것이 얼마나 어려운지가 요즘 화제다. 암 때문에 회사를 그만두거나, 항암제 등으로 몸을 회복하지 못하고 장기 요양을 이유로 회사를 그만두는 등 완치가 되어도 원래의 생활로 돌아갈 수 없는 경우가 대다수이다. 만약 외과 수술을 받았더라면 어떻게 됐을지 모르지만 나 같은 경우는 예전 생활로 바로 돌아갈 수 있어 몹시 행복했다.

치료 후 신경 쓰이는 증상은 없었나?

주사와 약에서 부작용이 생겼을 뿐 크게 신경 쓰이는 증상은 없었다. 몸이 나른하지도 않고 평범하게 다시 일을 시작했다. 현재 재발과 전이는 발견되지 않았다.

1명이라도 많은 사람이 유방암 검사를 받았으면 좋겠다는 생각이 들었다.

나는 매년 회사에서 종합건강검진을 받았기에 암도 조기에 발견할 수 있었다. 병기가 초기로 병원에서 권유받은 대로 수술해서 유방을 잃은 친구도 있다. 물론 여러 가지 경우가 있겠지만 몸의 일부를 잘라내고 끝나는 걸로 정말로 괜찮은지 생각하게 된다. 유방을 복원하려면 수술이 필요하고 시간도 많이 걸린다.

친구로부터 "의사한테 너처럼 꼬치꼬치 못 물어 보겠어"라는 소릴 들었지만(웃음) 아프면 아프다, 약이 맞지 않으면 안 맞는다고 확실하게 의사한테 말하는 게 필요하다. 의사는 당사자가 아니므로 아픔도 약의 효과도 알 수 없을 테니 말이다.

04

폐암 · 전립선암(70대 남성)

- 2014년 10월: 폐암 진단
- 2015년 4월: 중입자선 치료(폐암)
- 2015년 9월: 전립선암 진단
- 2016년 2월: 중입자선 치료(전립선암)

어떻게 폐암에 걸렸다는 것을 알았나?

매년 건강검진을 받는데 폐에 물이 차 있다고 들었다. 호흡기 과에서 물을 뺐지만 그 물이 어디서 왔는지를 찾다가 기관지와 폐동맥, 폐정맥 등이 드나드는 폐문 언저리에 2㎝ 정도의 뭔가가 있다는 걸 알았다. 다만 바늘을 찔러 조직을 떼는 검사도 무서웠 던지라 한동안 상태를 보자 했다.

2년쯤 지난 2014년 9월에 검사를 받으러 가니 2㎝의 뭔가가 4㎝로 커졌다고 들었다. 폐에 이상한 게 있다는 건 알고 있었지만 크기가 커지는 건 문제가 있었다. 10월에 조직을 떼어 검사하니 암이라고 판명됐다.

전이가 없는지 CT와 PET 검사를 하니 폐 근처 림프절에 의심스러운 반응이 나타났다. 그러나 종양이 림프절 가까이 있으니 림프절이 저항해 나쁜 것을 막으려 하는 데서 오는 반응이 아닌가 싶었고 전이가 없는 조기 발견이라 수술을 권유받았다.

하지만 나는 수술을 받고 싶지 않았다. 인터넷으로 이것저것 조사하다가 중입자선 치료에 대해 알게 되었다. 원래 어릴 적부터 물리와 천문학을 좋아해서 방사선 관련 책을 자주 읽었었기에 그 이론도 대략적으로 이해할 수 있었다.

스스로 중입자선 치료를 선택한 것인가?

주치의에게 중입자선 치료에 대해 말했는데 아무래도 주치의는 중입자선 치료에 대해 자세히 몰랐던 것 같다. "잠시 기다려주세요"라고 하더니 15~20분 뒤에 돌아와 "소견서를 팩스로 보낼게요. 답변이 오면 연락드리겠습니다"라고 하는 것이다. 며칠 뒤 답장이 도착했고 필요한 자료도 준비되어 다음날 일본 국립방사선의학종합연구소(NIRS)를 방문했다. 16회 조사에 4주간 입원하기로 하고 고정구 만들 날짜를 잡고 집에 왔다.

중입자선 치료는 어떻게 진행되었나?

내가 가져간 자료로는 부족했었나 보다. PET-CT 검사를 다시 받았다. 문제가 된 건 폐 가까운 림프절에서 나온 반응이었다. 어쩌면 전이됐을지도 모르고 그럴 가능성이 있다면 주위에 숨은 전이가 의심되었다. 일단 2개월 정도 약물 치료를 받기로 하고 기존 치료 계획은 연기되었다.

그런데 일본 국립방사선의학종합연구소(NIRS)에서 준 편지를 가지고 처음 암 진단을 받은 병원에 돌아가 약물 치료를 받고 싶다 말하니 주치의의 대응이 달라졌다. "일본 국립방사선의학종합연구소(NIRS)와 여기는 아무 상관도 없고, 다른 병원 치료를 도울 수 없습니다. 우리 병원에서는 림프절 반응이 전이가 아니라고 판단했고, 수술도 가능하다고 말씀드렸지 않습니까?"라는 것이다.

당시 주치의는 내과 의사였기에 호흡기외과 의사에게 진단을 요청했다. 12월 초순 호흡기외과 의사를 만났다. "확실하게 전이가 아니라 할 수도 없네요. 일본 국립방사선의학종합연구소(NIRS)에서는 일단 항암제로 억누르는 편이 낫겠다는 의견 같은데 외과의로서 저도 같은 의견입니다. 다만 그 이후에는 저에게 수술을 받으세요"라고 말하는 것이었다.

그때 나는 조금이라도 전이가 있으면 중입자선 치료를 받을 수 없다고 믿고 있었다. 암이 광범위하게 전신에 전이됐을 경우 전이된 암을 중입자선으로 치료할 수 없다고 잘못 알았기에 수술하자는 의사의 말에 고민이 생겼다. 이대로 수술을 받는 편이 낫지 않을까 싶어 수술을 전제로 생각하게 되었다.

폐는 위처럼 일부를 적출하면 이어서 봉합할 수 없으며 암이 생긴 장소에 따라 크게 잘라내지 않으면 안 된다. 당연히 폐활량이 떨어져 생활 능력이 큰 폭으로 떨어지므로 이것이 내가 수술받기 싫었던 이유의 하나이기도 하다.

누구든 치료법 선택에 대해 망설이지 않을까?

그러던 중 약물 치료를 시작했다. 머리카락이 빠졌지만 다행히 다른 부작용은 없었다. 결국 암 자체는 조금 작아졌지만 림프절에 효과는 없었다.

그래서 일본 국립방사선의학종합연구소(NIRS) 주치의에게 "림프절에 항암제는 효과가 없습니다. 이제 어떻게 되는 건가요?"라고 물어보니 "중요한 것은 범위입니다. 번지거나 변하지만 않으면 괜찮습니다"라고 하는 것이다. 너무나 많은 생각이 뇌리를 스쳤다. '수술이냐, 중입자선이냐' 하지만 일부러 몸에 메스를 댈 필요는 없다는 생각에 마음을 굳혔다.

호흡기외과 주치의에게 "중입자선 치료를 받기로 했습니다. 소견서는 필요 없지만 치료 기록을 받을 수 있을까요?"라고 물어보니 의사는 발끈하며 "수술 날짜가 이미 잡혔습니다. 오늘이나 내일 중에 답변을 안 주면 날짜가 더 늦어집니다. 잘못 선택했다며 다음 주에 다시 온다 해도 저희는 모릅니다. 이미 진료 종료인 겁니다"라는 것이다.

의사들이 무조건 자신의 치료를 우선시하며, 환자에게 어떤 치료가 최상의 선택일지 고려하지 않는 현실에 마음이 착잡했다. 물론 모든 의사가 그러지는 않겠지만 말이다.

일본 국립방사선의학종합연구소(NIRS)에서 다시 치료를 받은 것인가?

중입자선 치료 일정을 계획하던 중 폐에 물이 찬 걸 알았다. 1주일 뒤 폐에 물을 빼려고 하니 물이 사라져서 문제는 없었지만 이러저러한 이유로 치료는 4월 중순에 잡혔다. 그 사이 일본 국립방사선의학종합연구소(NIRS)에서는 항암제를 처방했다.

4월에 겨우 치료가 시작됐는데 입원 중엔 따분했다(웃음). 아프지도 않고 아무렇지도 않아서 매일 기다리다 정해진 시간에 치료실로 가면 되었다. 금요일에 치료가 끝나면 집으로 돌아가 월요일에 출근한 다음에 빨리 집에서 저녁을 먹고 치료를 받으러 가는 생활이었다.

치료 자체는 30분 정도 걸렸다. 컴퓨터에 내 호흡 패턴을 등록하고, 당일에는 평범하게 숨을 쉬어 숨을 끝까지 내쉬었을 때 조사를 받는다. 30분이나 누워 있으면 당연히 졸리니 때때로 큰 소리를 내서 환자를 깨운다. '투병'한다는 생각은 전혀 들지 않았다. 진료대 위에 30분 동안 누워 있으면 어찌어찌 따분함만 달래면 되었다. '싸울' 필요가 없으니 말이다.

다행히 지금은 PET 및 MRI 검사를 해도 전이와 재발이 보이지 않는다. 암이 죽은 흔적도 남아 있지 않다. 다만 그 주변이 조금 단단해져 기침이 나거나 가래가 끓기 쉬워졌다.

폐암 치료 후에 전립선암은 어떻게 발견했나?

건강검진에서 전립선암이 발견되었다. 전립선암 종양표지자가 PSA '4.08'이면 표준치인 4를 상회한다는 것이다. 비뇨기과에 진찰을 받으러 가니 암 확률이 있다고 했다. 즉시 병리검사를 받으니 2기라는 결과가 나왔다.

주치의의 제안은 내 나이를 고려해 3가지였다. '절제하지 말고 경과를 지켜보기', '호르몬제', '호르몬제와 방사선 치료 병행'이었다. 방사선 치료에는 중입자선 치료도 포함되었다.

전립선암은 진행이 늦지만 뼈에 전이되면 큰일이라고 한다. 그래서 의사에게 "저는 중입자선 치료로 폐를 고쳤습니다. 전립선암도 중입자선 치료로 완전히 고치고 싶습니다"라고 말했다. 주치의 컴퓨터에 일본 국립방사선의학종합연구소(NIRS) 의사들에 대한 자료가 있어 주치의가 바로 소견서를 써 주었다.

사실 그 병원은 폐암으로 처음 갔던 병원이었다. 의사에 따라 다르다곤 해도 같은 병원에 중입자선 치료에 대해 전혀 몰랐던 예전 의사와, 당연하다는 듯이 중입자선 치료를 선택지로 제시했던 의사가 모두 있었다. 같은 병원 내에서도 이렇게 차이가 있나 싶었다. 전립선암의 경우는 3개월간 호르몬 치료 후 중입자선을 12회 조사하고, 다시 호르몬 치료를 3개월간 받았다.

현재 혈액 검사는 처음 암을 진단받은 병원에서 하고, 그 자료를 일본 국립방사선의학종합연구소(NIRS)에 가져가 확인받으며 양쪽 병원을 다니며 경과를 보고 있다. 건방지게 들릴 수 있지만, 처음 암을 발견한 병원과 치료받는 병원 모두의 협력으로 치료하고 확인하는 방식이 원래 맞지 않나 싶다.

05

두개저 척색종(40대 여성)

- 2002년 1월: 좌안 외전신경마비 수술
- 2003년 7월: 두개저 척색종 진단으로 개두술
- 2004년 6월: 두개저 척색종 수술 후 남은 종양에 중입자선 치료
- 2006년 1월: 소뇌 척색종 적출 수술
- 2008년 4월: 좌안 외전신경마비 수술

어떻게 자신의 병을 알았나?

왼쪽 눈이 한가운데서 바깥쪽으로 움직이지 않고, 왼쪽을 보려면 사물이 겹쳐 보였다. 안과에서는 왼쪽 눈의 검은자위가 중심에서 벗어나 있고 안구를 바깥쪽으로 움직이는 신경이 마비되는 '좌외전신경마비', 일명 사시라고 진단을 받아 다음 날 수술을

받았다.

그런데 수술하고 어느 정도 지났는데 같은 증세가 생겼다. 다시 안과를 찾아 MRI를 찍은 결과 두개저 척색종이 발견되었다. 척색종이 척수 아래에 있는 척색의 양끝, 말하자면 천골이나 뇌 아래쪽을 받치는 두개저에 생긴 듯한데 내 경우는 두개골 아래쪽 가장 깊은 부분이었다.

즉, 내 왼쪽 눈의 이상은 머릿속에 생긴 척색종이 눈의 외전신경을 압박해 신경을 마비시켜 생겼던 것이었다. 머리 깊숙한 곳에 발생했기 때문에 그 주위의 뇌와 신경을 다치게 하지 않고 종양을 적출하는 일은 매우 어려운 듯했다.

척색종에 관한 자료를 찾아 정보를 모았다. 오빠가 의사여서 병원 관계자가 아니면 열람할 수 없는 문헌들을 보면서 여러 가지로 조사했다. 그래서 소견서를 받아 진찰을 받으러 갔다.

치료가 대단히 어렵지 않았나?

2003년 7월에 척색종을 적출하는 개두술을 받았다. 수술 후에는 체력이 회복됨과 동시에 완전히 나았다고 생각해 새로운 회사에 입사해 일과 가사를 즐기면서 생활했다. 하지만 수술로 떼지 못한 종양이 자라서 커진 것을 정기검사를 통해 알았다. 그때는 정말 충격이었다. 주치의는 중입자선 치료에 대해 말했다. 결국 중입자선 치료를 받고 종양이 사라지길 빌 뿐이었다.

중입자선 치료를 받을 때 상황은 어땠나?

일본 국립방사선의학종합연구소(NIRS)에 4주간 입원해 16회 조사를 받았다. 고정구를 통해 머리가 움직이지 않도록 한 다음 조사했다. 다만 외과수술이 아닌지라 계속 누워 있는 일은 없었다. 정해진 시간에 치료를 받으러 갈 뿐이었다.

중입자선 치료 후 다시 일상으로 되돌아갈 수 있어 꿈만 같이 기뻤다. 그로부터 2년 뒤인 2006년 1월 정기검사에서 MRI를 찍었는데 왼쪽 소뇌에 종양이 있는 걸 발견했다. 자각증상은 없었는데 화상으로 발견된 것이었다. 다시 수술을 받아 왼쪽 소뇌의 척색종을 떼어 냈다. 그 뒤 다시 좌안 외전신경마비가 와서 2008년 5월에 안과 수술을 받았다.

연이은 치료가 매우 힘들지 않았나?

사실 전부터 아이가 갖고 싶다고 남편과 이야기했었다. 치료를 마친 뒤 본격적으로 불임치료를 받았다. 몇 번인가 치료를 받고 인공수정으로 겨우 임신이 되었다. 임신 사실을 알았을 땐 정말로 기뻐 흥분했다. 경과는 순조로워 2009년 2월에 제왕절개로 건강한 여자아이를 출산했다.

두개저 척색종의 적출을 위한 두 번의 개두술과 중입자선 치료, 두 번의 눈 수술을 겪은 후 출산을 받은 사실이 산부인과 주치의의 의학논문에도 실렸다. 다만 이제까지의 수술과 치료 때문에 좌우 대뇌에 염증(뇌염)이 생겨 기억에 관여하는 해마 부근에 혈종이 생겼다. 그래서 기억장애나 이명이 생겨 운전을 할 수 없는 등의 불편한 점도 있다. 그래서 통근이나 딸을 데리러 갈 때에는 자전거를 이용한다.

하지만 수술로 다 제거하지 못했던 머리의 종양을 중입자선으로 치료해 목숨을 구한 데다 무사히 출산까지 할 수 있었기 때문에 정말로 감사하다는 말 외에는 할 말이 없다. 물론 비용이 매우 비쌌지만 설비와 기술을 생각하면 어쩔 수 없다.

현재는 뇌외과에서 진찰을 받고 있다. 뇌외과 주치의는 대학병원에 있다가 해외 유학 후 독립했다고 한다. 그는 뇌종양으로 괴로워하는 환자를 1명이라도 더 구하고 싶다는 뜻이 투철하며, 특히 소아 뇌종양 치료에 주력한다고 들었다. 이렇게 훌륭한 의사와의 만남 역시 감사할 일이다.

06

두경부암(20대 여성)

- 2010년 10월: 두경부암(우이하선의 선양낭포암) 진단
- 2011년 1~2월: 중입자선 치료(16회 조사)

어떻게 자신의 병을 알았나?

2010년이었다. 나는 장래의 꿈으로 가득한 28살이었다. 그런데 안면에 마비가 와서 이비인후과에 갔다. 처음에는 좀처럼 진단이 내려지지 않았는데, 귓불 언저리에서 타액을 만드는 이하선에 악성종양이 발생해 두경부암(우이하선의 선양낭포암)을 진단받았다.

집에 와서 그것이 어떤 병인지를 인터넷으로 조사했는데 치료가 대단히 어려워 병에 저항하지 못했던 사람들의 이야기를 읽을

수 있었다. 하지만 나는 이러한 운명을 걷진 않을 거라고, 포기하지 않을 거라고 다짐했다.

스스로 중입자선 치료를 선택한 것인가?

당시 오스트리아 빈에 살았던 나와 어머니는 유럽 각지의 병원을 방문해 병에 대해 의견을 들었다. 그런데 모든 의사들이 '암과 함께 안면신경도 절제'해야 한다기에 큰 충격을 받았다. 다시 말해 수술하고 나서 먹는 것, 말하는 것에 문제가 생기고 평생 무너진 얼굴을 가지고 살아야 한다는 것이었다. 더욱 최악은 약 18시간에 걸친 수술을 받는다 해도 완치의 보장이 없다는 것이었다. 그렇다고 방치해도 상황이 좋아지는 것이 아니었다.

그래서 나는 수술 외의 치료법에 대해 조사하기로 했다. 일단 나에겐 약물 치료, 호르몬 치료, 면역 치료가 효과가 없다는 것을 알았다. 방사선 치료는 내용이 충격적이었다. 효과가 다른 여러 가지 방사선 치료가 있지만 아무 병원에서나 받을 수 없었다.

예를 들어 광자선에 의한 방사선 치료를 선택한 경우 국소(이하 선)의 종양이 제어되는 국소제어율은 4년간 24%였다. 만약 최대한의 선량으로 치료했을 경우에는 그 영역에서 암이 재발하면 방사선 치료를 다시 받을 수는 없다는 걸 알았다. 치료 후에도 건강상 문제가 있는 경우가 많았다. 정말로 신중히 치료법을 선택해야 했다.

그러던 참에 중입자선 치료에 대해 알게 되었다. 5년 국소제어율이 90%에 가까웠다. 나처럼 아직 수술을 받지 않았다 해도 그와 동등하게 높은 국소제어율을 얻을 수 있다는 이야기를 들었는데 다시 말해 재발의 가능성이 낮다는 뜻이었다. 나는 그 말에 몹시 고무되었다.

중입자선 치료는 어떻게 진행되었나?

일단 중입자선 치료를 받기 위해 일본으로 귀국했다. 당시 내가 중입자선 치료를 받을 수 있는 병원은 일본 국립방사선의학종합연구소(NIRS)뿐이었기 때문이다.

혈액 검사, MRI와 PET, CT 등의 검사를 받고 고정구를 만들었다. 그리고 중입자선 치료가 시작됐다. 조사 시간은 10분 정도 걸렸다. 치료실에서는 내가 좋아하는 음악을 들을 수 있어 조사에 도움이 되었다. 조사로 인한 통증은 전혀 없었다. 하지만 첫 조사가 끝나고 약 2시간 후에 심한 통증을 느껴 진통제를 썼다. 그러나 나는 '통증은 조사에 의한 반응이지 부정적인 징조가 아니야. 종양이 파괴되기 시작해 완치되는 과정이야'라고 생각했다.

모든 조사가 끝나고 나서 체중이 2kg 이상 늘었다. 그동안 나는 두경부 영역의 방사선 치료를 받은 사람들의 체험담을 봤었기에 체중 증가는 정말로 놀라운 일이었다. 방사선 치료의 부작용인 심한 통증으로 인해 식사를 제대로 못하고 때로는 위관으로 영양을 섭취해야 하기에 10~20kg은 빠지기 쉽다고 알았기 때문이다.

치료를 위해 일본에 온 뒤로 7주가 지났다. 빈에서 반년마다 MRI 검사를 받아 영상 자료를 일본에 보내 치료 효과에 대한 확인을 계속적으로 하고 있다.

치료 후 생활은 어떻게 변했나?

치료를 받고 반년 뒤 약속대로 빈의 병원에서 MRI 검사를 받았다. 그 결과에 깜짝 놀랐다. 종양의 대부분이 사라졌기 때문이다. 종양에 의한 안면신경마비도 천천히 회복되었다.

나는 치료가 어려운 악성종양에 대해 중입자선 치료가 최선의 선택이라고 믿는다. 중입자선은 대단히 강한 파괴력을 지녀 다른 방사선 치료로는 처리할 수 없는 암세포에 대해서도 효과를 발휘한다. 종양에 면밀하고 정확하게 조사되기에 정상 조직을 크게 다치게 하지 않는다. 부작용을 최소한으로 억누를 수 있다는 건 환자에게 큰 이점이다.

지금까지 다른 치료를 받았던 선양낭포암 환자들을 몇 알고 있는데 그 대부분이 건강상의 문제를 안고 있거나 이미 사망했다. 치료 후 6년이 지났지만 내 경우에는 재발이 일어나지 않았고 삶의 질은 그대로다. 중입자선 치료에 대해 알게 되어 치료를 위해 일본에 갈 용기가 있었던 것, 그리고 치료를 받았던 것을 정말 다행스럽게 생각한다. 매우 감사한 일이고 대단히 만족스럽다.

나는 최근에 선양낭포암을 진단받은 사람들에게 도움이 되도록 중입자선 치료를 권하는 활동을 하고 있다. 《Cancer Innovatively Healed》이라는 책에서는 유익한 암 치료에 대해 알기 쉽게 해설하고 있으며, 건강에 영향을 줄 가능성이 있는 식생활과 영양보조식품에 대해서도 많은 것을 배울 수 있으니 참고 바란다. 마지막으로 내 목숨을 구한 일본의 의료진께 진심으로 감사드린다.

07

폐암(60대 남성)

- 2013년 12월: 폐암 진단
- 2014년 1월: 1회 조사

폐암 진단을 받고 망연자실했다. 이제 자식 다 키웠으니 취미 활동을 즐기려 이런저런 계획을 갖고 있었는데 말이다. 꿈은 한 순간에 물거품이 되고, 바닥으로 떨어지는 이 느낌은 아무리 가족이라도 당사자만큼은 아닐 것이다.

병원에서는 절제술을 권했다. 그런데 절제술을 하면 아무래도 호흡 부분이나 다른 곳에 부작용이 있을 텐데, 그래도 수술이 가능하다는 소견은 운 좋은 케이스라고 주변 사람들이 말했다. 그래서 수술을 결심하고 있었는데 아들이 '중입자선 치료'라는 처

음 듣는 치료법을 알아 왔다. 주치의조차 중입자선 치료가 뭐냐
고 할 정도로 생소한 치료법이었다. 그것도 일본까지 가서 치료
를 해야 한다는 것이다.

아들과 함께 상담을 받았다. 내가 치료를 받고 싶다고 해서 무
조건 되는 치료가 아니었다. 그동안 검사한 모든 영상과 의무기
록지 등의 자료를 일본에 보낸 후 대상자가 되어야 치료가 가능
하다는 내용이었다. 자료를 보내고 하루하루 소견서를 기다리는

자료 35　　중입자선 치료가 가능하다는 의견의 소견서

重粒子治療支援センターコリア
　　金　善永　様

平成 26 年 12 月 18 日

紹介元医療機関の所在地　〒102-0094　千代田区紀尾井町 4・1
ホテルニューオータニガーデンタワー1F
TEL 03-3239-0556 FAX 03-3239-0560

紹介元医療機関　　　一般財団法人　健康医学協会　附属
粒子線がん相談クリニック
診療科　放射線科

医師名　　山本　直敬　

患者氏名　███████████████　　性別　M
患者住所　韓国　　　　電話番号
生年月日　███████████████　　職業
[傷　病　名]
肺がん　重粒子線治療後

[診断結果]
　12 月 17 日に撮影した CT を拝見しました。右下葉の肺癌の重粒子線治療後 1 年 10 か月経過しています。
前回までの CT と比べて照射部位の陰影にはほとんど変化がなく、局所再発はないと考えます。またリンパ節
転移や遠隔転移も明らかなものはありません。経過は良好と考えられます。

일밖에 할 수 있는 일은 없었다.

중입자선 치료가 1회 조사로 가능하다는 소견을 받았다. 소견을 받고 망설임은 필요 없었다. 치료 계획과 일정을 기다리고 나서 드디어 치료를 위해 부인과 함께 일본에 갔다.

치료는 2013년 12월에 시작되었다. 바로 본 치료가 진행되는 것이 아니었다. 고정구 제작, 치료 리허설 등이 필요했다. 그러나 본 치료는 1회로 너무 간단했다. 이렇게 간단히 치료가 됐을까 솔직히 의문이 들 정도였다.

주치의는 조사가 잘 끝났으며, 이후에 정기적으로 검사를 받으며 상태를 지켜봐야 한다고 했다. 다만 내가 다른 사람에 비해 암의 위치가 피부와 가까워 피부가 벌겋게 그을릴 수 있다 해서 피부 연고를 처방받았다. 주의사항은 연고를 하루 한 번 목욕 후에 바르고 음주는 당분간 자제하라는 것이었다.

한국에 오고 1개월, 3개월 뒤 일본에 CT 영상을 보내야 했는데 한 번은 직접 가서 진료를 받고 싶었다. 1개월 뒤에는 큰 변화가 없으니 영상만 보냈고 4월에는 일본 국립방사선의학종합연구소(NIRS)에서 채혈, 뢴트겐 및 CT 촬영과 진찰을 받았다.

치료가 끝나고 돌아오면서, 폐암 진단 후 하늘이 무너질 것 같았던 마음은 오간 데 없이 '언제 그런 일이 있었나' 싶을 정도로 내 몸엔 수술자국도 어떤 이상도 없었다. 그저 예전의 시간으로 제자리를 찾아 돌아간 느낌이었다.

2차 추적검사로 일본 국립방사선의학종합연구소(NIRS)에서 CT 촬영과 진료를 받았다.

종양마커 정상, 혈액 검사 정상이었으며 그 외 타 장기로의 전이는 없다고 했다. 원래부터 있던 폐 주위에 있는 작은 결절 등

자료 36 2014년 치료 후 첫 추적조사 결과

重粒子治療支援センターコリア
<u>　　朴　次長　様</u>

平成 26 年　4 月　1 日

紹介元医療機関の所在地　〒102-0094　千代田区紀尾井町 4-1-
ホテルニューオータニガーデンタワー1F
TEL 03-3239-0556 FAX 03-3239-0560

紹介元医療機関　　一般財団法人　健康医学協会　附属
粒子線がん相談クリニック
診療科　放射線科

医師名　山本　直敬　　印

患者氏名 ▮▮▮▮▮ ▮▮▮▮▮　　　　　性別　M
患者住所　韓国　　　　電話番号
生年月日 ▮▮▮▮▮ ▮▮　　　職 業
【傷 病 名】
肺がん　重粒子線治療後

【診断結果】
　3/4 のCTを拝見しました。腫瘍の陰影はほとんど変化がありません。放射線肺炎も見られませんが、腫瘍から横隔膜方向に影が伸びています。これは照射による無気肺であり問題はありません。
　血液検査も問題はありません。結論として 1 か月目の検査結果は順調な経過を示しています。
予定通り 4 月 24 日に放医研を受診してください。

CT를 보았습니다. 종양의 음영에는 거의 변화가 없습니다. 방사선 폐렴도 보이지 않습니다만 종양에서 횡경막 방향에 그림자가 뻗어 있습니다. 이것은 조사에 의한 무기폐이며 문제는 없습니다. 혈액 검사 결과도 문제가 없습니다. 1개월째의 검사 결과는 순조로운 경과를 보이고 있습니다. 예정대로 4월 24일에 일본 국립방사선의학종합연구소(NIRS)에서 진료를 받아 주십시오.

도 전과 비교하여 전혀 크기 변화가 없어 확실히 암으로는 판단
되지 않는다고 했다.

치료 부위가 3월에 찍은 CT까지는 치료 전 1월과 비교해 변화

자료 37 3차 추적조사 결과

重粒子治療支援センターコリア
　　朴　次長　様

平成 26 年　7 月 30 日

紹介元医療機関の所在地　〒102-0094　千代田区紀尾井町 4-1
ホテルニューオータニガーデンタワー1F
TEL 03-3239-0556 FAX 03-3239-0560

紹介元医療機関　　　一般財団法人　健康医学協会　附属
粒子線がん相談クリニック
診療科　放射線科

医師名　山本　直敏　　印

患者氏名 ████████████████　　　性別　M
患者住所　韓国　　　電話番号 ████
生年月日 ████████████　　職　業
[傷　病　名]
肺がん　重粒子線治療後

[診断結果]
　7 月 21 日に撮影したＣＴを拝見しました。
右肺の照射した部位の肺炎の陰影が広がっていますが、照射後 6 か月であることを考えますと通常
どおりの肺の反応です。リンパ節にも異常はありません。
　とくに問題はありませんので次回は 10 月下旬に検査をしてください。できればＰＥＴ検査も行
ってください。

　なお、ご本人が運動をするとき右背部の感覚がないような感じがするとのことですが、おそらく
照射による神経の症状です。数か月で良くなるかもしれません。

7월 21일에 촬영한 CT를 보았습니다. 오른쪽 폐에 조사한 부위 폐렴의 음영이
넓어졌습니다만 조사 후 6개월이 지난 걸 생각하면 통상적인 반응입니다. 림프절
에도 이상 없습니다.

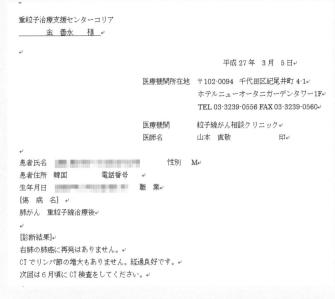

重粒子治療支援センターコリア
　　金　善永　様

平成 27 年　3 月　5 日

医療機関所在地　〒102-0094　千代田区紀尾井町 4-1
ホテルニューオータニガーデンタワー1F
TEL 03-3239-0556 FAX 03-3239-0560

医療機関　粒子線がん相談クリニック
医師名　山本　直敬　　　　印

患者氏名　██████████　　　性別　M
患者住所　韓国　　　電話番号
生年月日　███████　職業
[傷病名]
肺がん　重粒子線治療後

[診断結果]
右肺の肺癌に再発はありません。
CT でリンパ節の増大もありません。経過良好です。
次回は 6 月頃に CT 検査をしてください。

우측 폐의 암 재발은 없습니다. CT에서 림프절 증대가 없습니
다. 경과 양호합니다. 다음 6월경에 CT 검사를 해 주십시오.

가 없었으나 염증 반응이 일어나 확실한 종양 크기를 잴 수 없지
만 사멸 중이라고 하며, 종합적으로 볼 때 치료 경과가 양호하다
고 했다. 3차 추적검사는 3개월 후 조영 CT와 혈액 검사 결과를
일본으로 보내면 된다고 전달받았다.

　이제 다 나았다고 생각해서인지, 2016년도에는 추적검사를 게
을리했다. 문득 아차 싶어 2017년 다시 추적검사를 받았다.

重粒子治療支援センターコリア

　李慧美　様

平成 29 年　1 月 27 日

医療機関の所在地　〒102-0094　千代田区紀尾井町 4·1
ホテルニューオータニガーデンタワー1F
TEL 03-3239-0556 FAX 03-3239-0560

医療機関名　粒子線がん相談クリニック
医師名　　　山本　直敬

患者氏名　███████████　　　性別　M
患者住所　韓国　　　電話番号
生年月日　█████████　　職業
【傷　病　名】
肺がん　重粒子線治療後

【診断結果】
　拝見しました。治療後 3 年が経過しています。前回の検査の CT は 2015 年 12 月のものですので、この CT
と比較しました。
　照射後の腫瘍の陰影には再発を疑わせるような異常はございません。そのほか、リンパ節転移や肺転移も
ありません。次回は 6 か月後に CT 検査を行ってください。

보내 주신 자료를 확인하였습니다. 치료 후 3년이 경과하고 있습니다. 2015년 12월 보내주신 검사의 CT와 비교해 보았습니다. 조사 후 종양의 음영에는 재발을 의심할 만한 이상은 없습니다. 그 밖에 림프절 전이나 폐로의 전이도 없습니다. 6개월 후에 CT 검사를 해 주십시오.

　너무 감사한 일이다. 내 삶에서 축복이라 말할 수 있는 귀한 시간이었다. 암으로 고통받는 환자들이 나처럼 중입자선 치료를 받고 남은 생을 건강하게 살아갈 수 있으면 좋겠다.

　국내에서 최초로 한국 환자가 일본에서 치료를 받을 수 있도

록 해 주고, 많은 노력 끝에 치료의 길을 만들어 준 (주)중입자치
료지원센터코리아 강 회장님께 감사하다는 말로는 표현이 안 될
만큼 경의를 표하고 싶다.

08
골육종(40대 남성)

- 2016년 1월: 골육종 진단
- 2016년 12월~2017년 1월: 16회 조사

2016년 11월에 골육종 진단을 받고, 부인은 눈물 한 바가지, 나는 땀을 한 바가지 흘렸다. 주치의 교수의 소개로 ㈜중입자치료지원센터코리아에 전화로 상담을 받은 후 자료를 가지고 방문했다.

병원에서의 치료 계획은 수술이었는데, 수술을 하면 얼굴 반 이상이 함몰되어 암이 치료된다 해도 삶의 의미가 없어지는 절망적인 상황이었다. 반쪽 얼굴로 사회생활은 꿈도 꾸지 못할 현실이었다. 중입자선 치료가 가능한지를 먼저 의뢰하기로 했다. 하

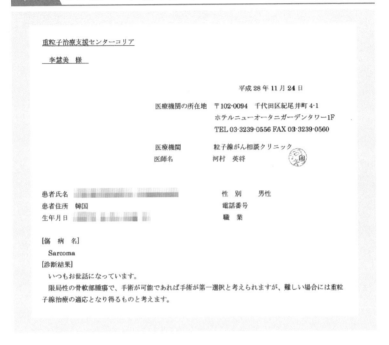

重粒子治療支援センターコリア

李慧美　様

平成 28 年 11 月 24 日

医療機関の所在地　〒102-0094　千代田区紀尾井町 4-1
ホテルニューオータニガーデンタワー1F
TEL 03-3239-0556 FAX 03-3239-0560

医療機関　　　粒子線がん相談クリニック
医師名　　　　河村　英将

患者氏名　　　　　　　　　　　　　　　　　　　性　別　　男性
患者住所　韓国　　　　　　　　　　　　　　　　電話番号
生年月日　　　　　　　　　　　　　　　　　　　職　業

[傷　病　名]
　Sarcoma
[診断結果]
　いつもお世話になっています。
　限局性の骨軟部腫瘍で、手術が可能であれば手術が第一選択と考えられますが、難しい場合には重粒子線治療の適応となり得るものと考えます。

　루하루 피가 마르는 기다림 속에 나의 기도가 통했는지 3일 만에 소견서가 왔다. 소견서는 중입자선 치료가 가능하다는 내용이었으며 치료 일정을 기다렸다.

　일본에 가서 중입자선 치료를 위한 고정구 제작을 하고 간단히 진료를 받았다. 왼쪽 어금니 안쪽이 치주염으로 상태가 안 좋다는 진단을 받아 이를 뽑기로 했다. 중입자선 치료 후 치주염으로 치아가 빠질 경우 빠진 부분의 잇몸이 빨리 아물지 않아 감염의 위험이 있다는 게 그 이유였다. 이를 뽑기 전에 MRI를 찍기로 했으며, 이를 뽑고 나서 진통제를 처방받았다. 한국에서 처방받은 아세트아미노펜이나 탈리도마이드와 병행해서 먹어도 된다고 들었다.

2016년 12월에 중입자선 치료를 위해 일본을 다시 방문했다. 일본 국립방사선의학종합연구소(NIRS)에서 5분 거리에 있는 숙소에 짐을 풀었다. 동네가 조용하고 아담해 복잡한 서울과는 사뭇 다른 느낌이었다. 아내와 1개월 정도 단 둘이 지낼 이곳에서 치료에 대한 희망을 품어 보았다.

처음에는 주치의가 컨디션을 물어보았다. 변비가 좀 있어 약 처방을 부탁했더니 하루 6알을 먹되 상태에 따라서 조절해 먹으라고 했다. 조사 치료를 받을 때는 피부 자극을 조심하라는 말도 들었다. 왼쪽 하각턱의 골절은 치료 후에도 돌아오지 않는지 물었더니 주치의는 영상을 보여 주면서 골절이라기보다는 종양이 뼈를 갉아서 거의 녹은 상태라고 알려 주었다.

1차 조사 후 약간의 통증이 느껴졌다. 이런 경우도 있냐 물었더니 현재 종양이 이하선에 있기 때문에 그럴 수 있다는 대답을 들었다. 마치 비행기 탔을 때 기압에 의해서 귀가 막히는 것과 같다 했더니 귀 안이 종양으로 인해 부어서 좁아져 그런 것 같다고 주치의가 말했다.

그리고 진통제의 경우 이전에 처방받은 약으로 부족해 한국에서 가져온 약을 추가로 먹었다고 하니 '오키시콘친'과 '오키노무'를 처방해 주면서 한국에서 가져온 약 대신 먹으라 했다. 그리고 오키노무의 경우 하루에 몇 번 먹는지 체크해 알려 달라 했다.

2017년 1월 진료가 시작되었다. 종양의 크기가 그대로여서 치료가 잘 되고 있는지 조금 신경 쓰인다고 했더니, 주치의는 크기가 갑자기 줄어드는 것보다 천천히 줄어드는 편이 피부와 세포한테는 더 좋다고 말했다. 그리고 입안과 코안을 내시경을 통해 보니 조사 부위인 입 안이 헐어 있으니 유동식을 먹으라고 했다. 1월 13일에 최종 조사 후 MRI를 찍을 예정이라는 말도 들었다.

문제는 처방받은 변비약을 꾸준히 복용 안 해서 3일째 변비로 관장을 한 것이었다. 변비가 진통제의 부작용이라고 들었다. 변비약을 추가로 더 처방받았다. 이렇게 16회의 조사를 모두 마치고 온전한 내 얼굴이 새삼스러울 정도의 묘한 기분으로 귀국길에 올랐다.

귀국 후 궁금한 사항이 있어 일본 쪽에 문의를 했다. 먼저 귀 안에 고름이 찼는데, 치료한 지 얼마 되지 않아 자극을 주지 말아야 하니 항생제 성분의 약을 사용하라고 들었는데, 치료 약 3개월 정도인 지금 고름이 나온다면 약을 넣으면 되는지, 고름 없이 물이 찬다면 이비인후과에서 물을 빼는 게 좋은지를 물었다. 주치의는 만약 열이 나지 않는다면 약을 권장하며, 귀에 물이 찼다고 무리해서 뺄 필요는 없다는 답을 받았다.

그리고 조사한 곳에 색소침착이 있어 연고를 바르는 게 좋은
지, 그냥 두는 게 좋은지를 물었다. 그러니 바셀린 등으로 보습
하는 편이 좋으며 색소침착은 어쩔 수 없다고 답을 받았다.

일반적으로 치료 후 1개월, 3개월, 6개월 간격으로 영상을 찍
어 보내야 했다. 보통 치료 후 보낸 영상에서 이상이 있으면 1개
월 뒤에 다시 찍어 보내라고 하는데 이상이 없으면 3개월에서 6
개월 후에 찍어서 보내라고 했다. 자료 41은 치료 3개월 후 추적
검사 때 보낸 영상 자료다.

자료 41 치료 3개월 후 보낸 영상 자료

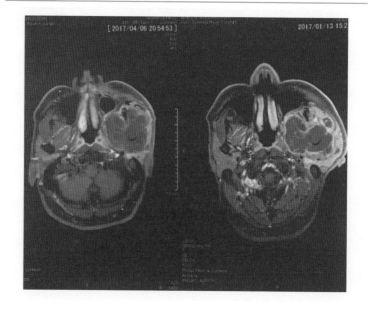

Ilsan Hospital
担当　先生御机下

千葉市稲毛区穴川４－９－１
放射線医学総合研究所　病院
　小藤　昌志
　林　和彦　　伊川　　裕明
TEL：043-206-3306
FAX：043-256-6506
平成 29 年 04 月 26 日

患者名：　███████ ████████ ███ ███
診　断：　下顎骨骨肉腫
経　過：
平素大変お世話になっております。ＭＲＩの結果を提供いただき有難うございます。拝見させて頂きました。

腫瘍は縮小傾向にあるようで、順調な経過と思われます。

当院では次回７月 25 日にＣＴを予定しております。

今後とも宜しくお願い致します。

치료 부위의 종양은 축소되고 있고, 순조로운 경과입니다.

　　치료 후에도 문의사항이 있으면 (주)중입자치료지원센터코리아를 통해 빠른 답변을 들을 수 있었다. 중입자선 치료가 가능하게 도움 준 (주)중입자치료지원센터코리아 직원 일동 외 일본의 주치의께 무한한 감사의 말씀을 전하고 싶다.

09

췌장암(50대 남성)

- 2016년 12월: 췌장암 진단
- 2017년 2~3월: 12회 조사

 뭔지 모를 배신감이 앞섰다. 정직하고 성실하게 살았고, 남에게 해 끼치는 일을 하지 않았는데 왜 내가 암이 걸렸을까 하는 생각이 들었다. 남모를 원망만이 가득했다.

 췌두부에 종양이 있는데 다행히 전이는 없다며 주치의는 수술을 권했다. 췌두부 쪽에 종양이 있으면서 혈관 침윤이 없는 건 큰 행운이라고, 발견이 빨랐던 것도 아주 운이 좋은 거라며 위로 아닌 위로의 말들을 들었다. '그래, 이 정도로 발견된 건 다행이다'라고 마음을 다잡고 바로 수술 날짜를 잡았다.

그렇게 수술을 기다리는데, 딸이 혼자 이것저것 많이 알아봤던 모양이다. 중입자선 치료를 발견하고 혼자 상담을 받고, 치료 대상인지에 대한 소견서 의뢰까지 하고 왔던 것이다. 그때까지 아무 말 없이 딸 혼자 얼마나 힘들었을까 생각을 하면 지금도 가슴이 미어진다. 어린 딸이 감내하기엔 너무나 큰일이었을 텐데 말이다.

퇴근길에 격앙된 목소리로 딸에게 전화가 왔다.

"아빠, 중입자선 치료 대상이 된다는 소견이 왔어요."

무슨 말인지 이해를 전혀 못했는데 딸이 집으로 와서 그동안의 경위에 대해 설명을 했다. 혹시나 중입자선 치료 대상자가 안 되면 내가 실망을 할까 봐 혼자 조용히 미리 알아봤던 것이었다. 이제 고민이 되기 시작했다. 수술을 해야 할지 일본까지 가서 중입자선 치료를 받아야 할지 머리가 복잡했다.

아직은 생소한 중입자선 치료에 대해 믿음이 없었지만, 일본 의료진한테 받은 소견서에도 수술이 잡혔으면 수술을 우선 권한다는 소견에 오히려 믿음이 갔다. 가족과 상의를 하고, 더 많은 정보 수집을 하고, 중입자선 치료를 받고 온 환자의 의견을 듣고 나서 결정을 내릴 수 있었다. '기적의 암 치료인 중입자선 치료를 받고 생활의 질을 보장받겠다'라고. 수술 후에 오는 여러 부작용을 무시할 수 없었다.

중입자선 치료를 확정하기 전에, 직접 일본에 가서 진료를 받

重粒子治療支援センターコリア
　　　李　慧英　様

平成 28 年　1 月　4 日

医療機関の所在地　〒102-0094　千代田区紀尾井町 4·1
ホテルニューオータニガーデンタワー1F
TEL 03-3239-0556 FAX 03-3239-0560

医療機関　粒子線がん相談クリニック
医師名　辻井　博彦

患者氏名 ▮▮▮▮▮ ▮▮▮▮▮　　　性　別　男性
患者住所　韓国　　　　　　　　　　電話番号
生年月日 ▮▮▮▮ ▮　　　　　　　　職　業

[傷 病 名]
膵臓がん

[診断結果]
　膵頭部に長径約 3 ㎝の腫瘍が認められます。十二指腸に接しているものの、浸潤はないようですが、
もし重粒子線を照射すると、十二指腸の障害は避けられないかも知れません。念のため、山田先生に画
像診断をお願いして、治療可能かどうか最終判断としたいと思います。
　この症例は基本的に手術可能ということでスケジュールも決められていますので、我々としてはまず
は手術をお勧めします。

췌두부에 약 3㎝의 종양이 확인되었습니다. 십이지장과 근접해 있지만, 침윤은
없는 것 같습니다. 만약 중입자선을 조사하면 십이지장 피해를 피할 수 없을 것
같습니다. 만약을 위해 영상진단을 부탁하고, 치료가 가능한지 최종 판단을 하겠
습니다. 기본적으로 수술이 가능하고 스케줄까지 잡혀 있으므로, 우선 수술을 권
해드립니다.

기로 마음이 바뀌었다. 주치의를 직접 만난 나는 끊임없이 많은
질문을 퍼부었고, 주치의는 오랜 시간 상담에 응해 주었다. 주치
의의 진실한 모습을 보고 치료에 대한 확신이 들었다.

고정구를 만들고, 치료 계획에 대해 들었다. PET 및 CT 검사 결과를 보니 한국에서 찍은 것과 비교해 암세포의 활성도가 많이 약해졌다고 했다. 다른 곳 전이도 없었으나 직장 쪽에 아주 소량의 복수가 있다고 했다. 항암 치료를 하면 염증이 생기기도 하는데 그 이유라고 생각이 들었다. 아주 소량이기 때문에 치료에는 문제가 없는데, 젬시타빈보다 TS-1을 복용하는 것이 좋을 것 같다고 들었다. 한국에서 처방을 받을 수 있으면 그렇게 하고 혹시 안 되면 여기서 처방해 줄 것이며, 조사가 시작되는 17일부터 약을 먹으면 된다고 했다.

그 후 TS-1을 복용했는데 속이 메슥거리는 현상이 있었다. 주치의 말로는 다른 항암제보다 효과가 좀 강한 편이여서 식욕부진이나 위장장애가 강하게 일어날 수 있지만 효과는 굉장히 높은 편이라고 했다. 일본에서는 수술 후에도 TS-1 복용을 권장한다고 했다.

그리고 엎드린 상태로 조사를 받으면 위장에 가기 직전에 방사선이 멈춰서 위에 전혀 영향을 받지 않지만 배 쪽으로 조사를 하면 방사선이 위장을 통과하기 때문에 위산이 생길 것이라고 했다. 그래서 치료가 끝난 후 3개월 동안 위장약을 먹어야 한다는 것이었다.

주치의는 이에 덧붙여, 12회 조사 중에 6회까지 아무런 증상 없이 지나면 대부분이 치료가 끝날 때까지 아무 증상 없이 조사가 끝나니 나도 별 문제 없을 것으로 보인다고 했다. 다만, 식욕 부진이 일어나면 거의 TS-1의 부작용일 것이니, 구토 및 하루 4~5번의 설사 증상이 나타나면 TS-1을 먹으면 안 된다고 했다. 매주 수요일이 진찰일이지만 그 사이 이상 증상이 보이면 위 점막 보호제와 위산 억제약을 처방해 줄 것이라 했다. 그리고 혈액 검사를 할 테니 채혈 후 조사를 실시하면 된다고 했다.

12차 조사 때였다. 주치의 말로는 혈액 검사 수치도 좋고 다른 곳 전이도 없다고 했다. 지난 영상을 비교해 보면 종양이 5㎜ 정도로 작아졌다. 이제부터 6개월~1년에 걸쳐 차츰 줄어들 것이라 했다. 이제 1개월 안정을 취하고 그 후에 이상 없다면 정상 생활이 가능하다 했다. 피부의 경우, 지금은 아무렇지 않아도 점점 빨갛게 될 수 있는데 조사에 의한 현상이니 걱정하지 않아도 된다고 했다. 다만 샤워할 때 조사한 부분은 자극이 가지 않게 씻으면 되고 사우나도 가능하다고 했다.

혈액 검사 결과도 양호했으며, 종양 수치는 처음보다 더 낮아졌다. 적혈구 수치가 조금 낮긴 하나 괜찮다고 했다(여성일 경우 정상수치). 다만 혈소판 수치가 9.5로 좀 낮은데 젬시타빈의 영향일수도 있다고 했다. 이번 조사는 대동맥, 하대정맥 범위에 조금 걸쳐 있어 아무래도 영향을 받았을 것이라는 의견이었다.

혈소판 수치가 보통 2.5 이하이면 항암 치료를 중단하고, 5 이하일 경우 진행하는 경우도 있고, 진행하지 않는 경우도 있다 했다. 내 경우에는 9 이상이기 때문에 항암 치료에 문제가 있는 수치는 아니며 2주간 쉬면 다시 높아진다고 전달받았다. 조사 시작 전에 복수가 조금 있다고 했는데 이번 영상에는 보이지 않는다는 얘기도 들었다.

그리고 한국에서 젬시타빈과 아브락산을 처방받아 먹다가 조사하면서 TS-1을 복용했는데 한국에 가서는 어떻게 해야 하는지를 물어보았다. 주치의 말로는 보통 일본에서는 조사 후에 다시 젬시타빈과 아브락산을 먹는 경우가 많다고 했다. 물론 TS-1을 계속 먹어도 된다는 의견이었다. 한국 주치의에게는 TS-1을 2주 후부터 진행하는 걸로 소견서를 쓰겠지만 주치의가 젬시타빈과 아브락산을 추천한다면 그렇게 하는 게 맞다고 했다.

혈액 검사 결과로는 바로 항암 치료를 시작해도 문제없지만, 조사로 인해 영향을 받은 정상 세포들이 회복할 기간을 두는 것이 좋다면서 2주간 쉬고 치료하는 것을 권유받았다.

다음으로 췌장에 스텐트를 삽입한 것을 제거해도 되냐고 물었다. 그러자 주치의는 일본에서 췌관에 스텐트를 삽입하는 경우가 거의 없다면서, 조사한 부분이 축소되면서 섬유질로 딱딱해져 관을 압박해 좁아지는 경우가 있는데 환자에 따라 그 변화가 다 다르기 때문에 일단은 제거하지 말고 그대로 두는 게 좋겠다고 했다. 그리고 1개월 후에 CT, 그 후로는 3개월마다 정기적으로 영상을 찍어 경과 관찰을 해야 한다기에 한국에서 찍어 보내

重粒子治療支援センターコリア

　李慧美　様

平成 29 年 4 月 27 日

紹介元医療機関の所在地　〒102-0094　千代田区紀尾井町 4-1
ホテルニューオータニガーデンタワー1F
TEL 03-3239-0556 FAX 03-3239-0560

紹介元医療機関　粒子線がん相談クリニック
医師名　　　　　山田 滋 ㊞

患者氏名　　　████████ ███　　性別 男性
患者住所　韓国　　　　　　　　　　電話番号
生年月日　████ ███　　　　　　　職業

[傷　病　名]
膵頭部がん

[診断結果]
　腫瘍は順調に縮小し、治療前 32 mm であったものが、4 月 11 日では 23 mm となっています。
画像の黄色○です。腹水や肝転移も認めません。

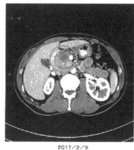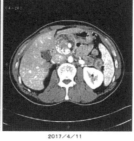

2017/2/9　　　　　　　　2017/4/11

종양이 순조롭게 축소되고 있습니다. 치료 전에는 32mm였지만 4월 11일에는 23mm입니다(화면의 원 표시 부분). 복수나 간으로의 전이는 없습니다.

겠다고 답했다.

　3개월간 처방받은 위장약을 다 먹어 2주분을 추가 처방받고, 12회에 걸친 조사를 마치고 한국으로 돌아왔다.

　시간이 지나면서 점점 크기는 더 작아지고 암은 소멸될 것이다. 치료에 도움을 주신 모든 분께 진심으로 두 손 모아 감사의 인사를 드린다. 치료의 선택은 주치의도 가족도 결정할 수 없다. 본인의 삶인 만큼 꼭 본인 의지대로 결정하기를 꼭 당부드린다.

현대 과학과 의학이 이루어 낸 기적의 치료법

중입자선 암 치료

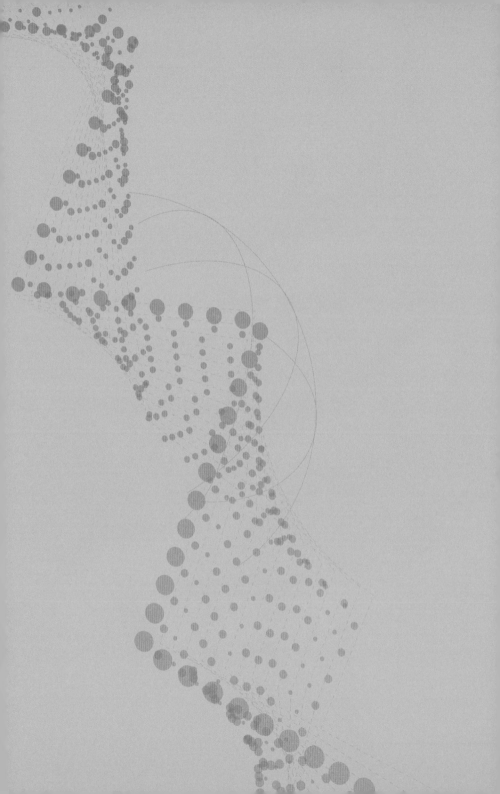

제**6**부

더욱 발전하는
중입자선 치료

01
중입자선 치료의 발전

중입자선 치료비의 부담을 줄이는 시스템을 강화하고 있다

앞에서 말한 '선진 의료'란 '일본 후생노동성 대신(우리나라의 보건복지부 장관)이 정하는 고도의 의료 기술을 이용한 요양'이란 뜻으로 치료의 선택지를 넓혀 편리성을 향상시킨다는 관점에서 보험 진료와의 병용을 인정하는 일본의 인증 제도이다. 이를 통해 해당하는 병에 의료 기술을 가진 인증 의료기관이 정해진다.

일본 국립방사선의학종합연구소(NIRS)도 '선진 의료' 실시 기관으로 두경부 종양, 폐, 종격 종양, 소화관 종양, 간담췌 종양, 비뇨기 종양, 유선·부인과 종양 혹은 전이성 종양(모두 근치적 치료법이 가능한 것에 한함)에서 중입자선 치료가 인정된다.

췌장암이 조기 발견되는 데 어려움이 있음을 4부에서 소개했다. CT와 초음파 검사가 조기 발견의 큰 역할을 하지만, 특정 장기를 강조해 주는 조영제 사용 여부 혹은 CT의 정밀도가 결과에서 차이를 내는 요인이다.

암 치료에서 가장 효과적인 건 '조기 발견, 조기 치료'이다. 대장암을 시작으로 많은 암이 조기에 발견되면 어려움 없이 완치가 가능하다. 중입자선 치료가 적합한 조건은 전이가 없어야 한다는 것이다. 전이가 없는 단계의 암이라면 중입자선 치료의 효과가 그만큼 높아진다. 정기검진이 곧 '최상의 방어이자 공격'이라 해도 과언이 아닌 것이다.

02

중입자선 치료의 오늘

엑스선 효과가 적은 선암 등에 유효하다

암 치료에서 '조기 발견, 조기 치료'의 발전은 눈부시지만 그 이상의 발전을 이룬 것이 바로 중입자선 치료라 해도 과언이 아니다. 앞에서 중입자선 치료의 발전에 대해 소개했지만 여기서 간략히 정리하겠다.

일본 국립방사선의학종합연구소(NIRS)가 세계 최초로 의료용 중입자가속기를 개발해 탄소이온선(중입자선)에 의한 암 치료 임상연구를 시작한 게 1994년 6월의 일이다. 그 뒤로 20년 남짓, 2016년 말 기준으로 1만 명 이상의 환자가 중입자선 치료를 받았다.

물론 중입자선 치료가 모든 암에 효과적이지 않다는 사실을 여러 번 강조했지만, 이제까지의 임상경험을 통해 다른 방법으로는 치료가 어려웠던 난치성 암에 매진해 앞서 소개한 암에 대해 그 효과를 인정받은 게 사실이다.

그리고 장치의 소형화를 꾀함과 동시에 스캐닝 조사장치와 초전도자석을 사용한 소형 경량 회전 갠트리를 개발해 실용화에 이르렀다. 호흡에 의한 장기 이동(표적 이동)에 대처하기 위한 '호흡 동기 조사법' 역시 일본에서 개발한 방법이다. 그리고 적절한 선량 계산을 위한 소프트웨어도 개발되었다. 이러한 개발에 의해 환자의 부담을 줄이는 동시에 여러 부위의 암에 대한 고정밀 조사가 가능해졌다.

조사 기간의 단축도 큰 목표였다. 중입자선 단기 조사는 중입자선이 가진 선량의 집중성과 생물학적 특징이 있어야 가능한 조사법인데, 1회당 조사량을 서서히 늘려 안전성을 확인해 조사하는 횟수를 줄이는 데 노력했다. 이 단기 조사법에는 큰 의미가 있는데, 중입자선 치료 시설의 수가 한정적이다 보니 더 많은 환자를 치료하기 위해 1명당 치료 기간을 줄이는 것이 효과적이기 때문이다. 중입자선 치료 환자 수는 증가 추세에 있는데 그 이유의 하나가 바로 조사 횟수의 단축이다(자료 45 참고).

앞서 3부에서도 소개했지만 중입자선 치료가 유효한 부위는 두경부(눈 포함), 폐, 간, 췌장, 전립선, 골연부, 직장 수술 후 골반 내 재발 등이며 조직형으로 보면 엑스선이 그다지 효과가 없

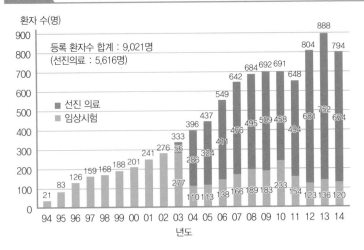

환자 수(명)

등록 환자수 합계 : 9,021명
(선진의료 : 5,616명)

선진 의료
임상시험

년도

다고 여겨지는 선암계(선암, 선양낭포암, 간세포암)과 육종계 종양(악
성 흑색종, 골연부)에 유효하다고 입증되었다. 그리고 치료에 대한
부작용이 크게 줄은 것도 확인되었다.

중입자선을 이용한 새로운 치료법은 계속 개발되는 중이다

중입자선 치료가 모든 암에 유효하면 좋겠지만 이미 원격 전
이된 암의 경우는 수술 치료나 중입자선 치료 같은 국소 치료법
을 단독으로 쓰면 그 효과가 제한된다. 이로 인해 중입자선 치료

와 다른 치료법을 같이 써서 국소제어율과 생존율을 개선하는 것도 연구 대상이었다. 예를 들어 4부에서 소개했던 절제 불가능한 췌장암의 경우 중입자선 치료와 약물 치료를 동시에 진행했는데, 2년 생존율 약 50%라는 대단히 양호한 성적을 얻었다.

이제 암 치료에서는 다른 치료법들을 조합하는 '집합 치료법'이 일반적이다. 다만 과거의 중입자선 치료에서는 중입자선 자체의 국소제어 효과를 확실히 하는 것을 목적으로 중입자선 치료만을 단독으로 시행했다. 그 결과 중입자선 치료로 국소제어율을 큰 폭으로 향상시킬 수 있게 되어 이제는 대상에 따라 원격 전이를 방지하기 위해 항암제 등을 같이 써 생존율을 향상시키는 치료를 실시 중이다. 이렇게 다른 치료법과 함께 중입자선 치료를 시행하는 것이 효과적이라면 더 활용할 예정이다.

실제로 두경부 점막의 악성 흑색종이나 자궁경부암 등에서의 치료 효과를 더욱 향상시키기 위해서는 원격 전이에 대한 대책이 중요하기에 중입자선 치료와 항암제를 같이 쓰고 있다. 그 밖에도 폐암, 식도암, 대장암 등 다른 부위에서도 새로운 집한 치료법의 가능성을 연구 중이다.

최근 면역 체크 포인트 저해제(항PD-1 항체)와 정위 방사선 치료를 함께 사용해 T세포에 의한 면역력 향상이 보고되었다. 원래 부작용이 적은 중입자선 치료를 사용하면 이러한 치료법에서 더 큰 효과를 기대할 수 있으므로 결과가 기다려진다. 일본 국립방사선의학종합연구소(NIRS)에서는 중입자선 치료에서 '선진 의료' 시험과 함께 일부 질환(치료 대상의 20% 전후)에 대해서도 일관적으로 임상시험을 계속하는 중이다.

4부에서 미처 소개하지 못했지만 유방암에 대해서도 중입자선 치료를 시행하는 중이다. 국립암연구센터의 2015년 가을 자료에 의하면 유방암에 걸린 환자 수는 8만 9,400명으로 1위를 차지했으나 다행히 그 절반이 1기 이하로 진단되었다. 그런 만큼 치료 후 '삶의 질'을 중시하는 치료법이 더 요구되는 것이 사실이다.

조기 유방암에 대한 표준 치료법은 유방 부분절제와 수술 후 전체 조사이다. 치료법이 거의 확립되어 낮은 위험도의 유방암이면 종양 주위만을 조사하는 방사선 치료법으로 충분하다. 그러나 전과 다름없이 종양 절제도 역시 필요해 수술 후 조사 및 치료 기간이 길어지는 문제가 있다.

일본 국립방사선의학종합연구소(NIRS)에서는 조기 유방암에 대해 보다 부담이 적은 유방 온존 치료를 목표로 종양 절제 대신에 중입자선 단기 조사법을 개발 중이다.

03
중입자선 치료의 내일

　현재 일본 외에도 미국을 포함한 세계 각지에서 중입자선 치료 시설의 건설이 진행 중이다. 이 시설들은 어느 곳이나 일본 국립방사선의학종합연구소(NIRS)와 기술협력 관계에 있다. 이렇게 일본에서 개발된 중입자선 치료가 세계로 보급되고 있는데, 이에 대한 인재 육성이 급선무로 이 분야에서도 일본에 대한 세계의 기대가 클 것이다.

　일본 국립방사선의학종합연구소(NIRS)에서는 조사 방향을 보다 자유롭게 설정할 수 있는 회전 갠트리 개발을 진행했는데 초전도 기술의 응용을 통해 회전 갠트리 크기를 약 절반으로 줄일 수 있게 되어 2017년 4월부터 그 임상적용이 시작되었다.

　2016년 4월 일본 국립방사선의학종합연구소(NIRS)는 일본 원자력연구개발기구의 핵융합 연구, 양자과학 연구부문과 통합해

'양자과학기술연구개발기구(양연기구)'로 새롭게 출발했다. 양자과학기술연구개발기구에서는 각 연구거점이 가진 중입자선 치료 개발 기술, 초전도 개발 기술, 레이저이온 가속 개발 기술 등 제각각의 특징을 통합해 새로운 '제5세대 양자선 암 치료 장치'의 개발계획을 실행 중이다.

제5세대 양자선 암 치료장치에서는 가속기 본체에서 갠트리까지 현재보다 고자장(高磁場)의 초전도자석을 도입해 레이저에 의한 이온 가속을 병용해 치료장치 전부를 $10 \times 20m$ 정도의 크기로 만드는 것을 목표로 한다. 게다가 여러 암에 대해서도 대처가 가능할 수 있도록 탄소이온만이 아니라 몇 개의 서로 다른 이온을 가속해 최적의 이온을 조합해 암 치료를 행하는 IMPACT(Intensity Modulated Composite Particle Therapy)의 실현을 목표로 한다. IMPACT는 절제 없이 병을 고치는 이른바 '양자 메스'라 할 수 있으며 장래 이 도구가 실현되면 언젠가는 일본에서 암으로 죽는 사람이 없는 사회가 실현되기를 기대한다.

일본 국립방사선의학종합연구소(NIRS) 및 관계시설에서 발표한 학위 논문, 홍보지, 홈페이지 등 여러 자료가 이 책을 쓰는 데 많은 도움이 되었다. 이 자리를 빌려 진심으로 감사드린다. 다음은 책을 쓰는 데 도움을 주신 분들이다.

히라노 토시오(平野敏夫): 양자과학기술연구개발기구 이사장

시마다 요시야(島田義也): 양자과학기술연구개발기구 이사

노다 코우지(野田耕司): 방사선의학종합연구소 소장

츠지 히로시(辻比呂志): 방사선의학종합연구소 병원 근무

야마모토 나오요시(山本直敬): 방사선의학종합연구소 병원 근무

야마다 시게루(山田滋): 방사선의학종합연구소 병원 근무

코토 마사시(小藤昌志): 방사선의학종합연구소 병원 근무

하세가와 아즈사(長谷川安都佐): 방사선의학종합연구소 병원 근무

카라사와 쿠미코(唐澤久美子): 도쿄여자의과대학 방사선종양학 강좌교수

야스다 시게오(安田茂夫): 일본 치바현 로우사이병원 방사선과 부장

부록

세계의 중입자선 치료 시설 현황

2016년 5월 현재, 세계의 입자선 치료 시설 수는 양자선 시설(56곳)과 중입자선 시설(6곳) 및 양자선 · 중입자선 시설(6곳)으로 총 68곳이 있으며, 이 중 일본에서는 양자선 시설(10곳), 중입자선 시설(4곳) 및 양자선 · 중입자선 시설(1곳) 등 총 15개 시설이 가동 중이다. 특히 중입자선 시설과 양자선 · 중입자선 시설의 경우 세계 시설의 반이 일본에서 가동 중이며 현재까지 1만 5,000명 이상의 환자를 치료했다. 중입자선 치료 시설은 일본 5곳, 독일 2곳, 중국 2곳, 이탈리아 1곳이다. 최근 이 시설들과 연대해 암 치료 환자 세컨드 오피니언 클리닉이 만들어졌다.

입자선 암상담 클리닉

주소: 도쿄도 치요다구 키오이쵸 4-1 호텔뉴오타니 가든타워 1층

입자선 암상담 클리닉은 일본 최초의 중입자선 암 치료 '세컨드 오피니언 외래'이다. 일본 국립방사선의학종합연구소(NIRS) 의료진이 일정에 따라 외부 진료와 상담을 제공

한다. 환자의 모든 자료를 검토 후 중입자선 치료가 가능한지 여부를 판단하며, 치료가 가능하면 일본 국립방사선의학종합연구소(NIRS)에서 치료를 받을 수 있도록 돕는다. 그리고 클리닉 안에 (주)중입자치료지원센터코리아 사무소를 두고, 한국 환자가 중입자선 치료를 받을 수 있도록 적극적으로 받아들이고 있다.

(주)중입자치료지원센터코리아

주소: 서울시 서초구 서초대로 254 오퓨런스빌딩 512호

전화: 1599-4099   홈페이지: http://www.hi-tk.co.kr

(주)중입자치료지원센터코리아는 한국 최초로 중입자선 치료를 일본에서 받을 수 있게 기회를 연 곳이다. 일본 국립방사선의학종합연구소(NIRS)에서 외래 진료가 가능한 입자선 암상담 클리닉과 MOU를 체결해 더 많은 우리나라 암 환자가 치료를 받을 수 있도록 지속적인 업무 관계를 유지 중이다.

대한민국 암 정복 보고(암정보)

카페 주소: cafe.naver.com/mkhealth

'대한민국 암 정복 보고(암정보)'는 다양한 암 정보와 수기 공모전을 통해 중입자선 치료를 무상으로 지원받을 수 있는 기회를 제공한다. 자세한 내용은 카페를 참고 바란다.

저자소개

츠지이 히로히코 辻井博彦

일본 국립방사선의학종합연구소(NIRS) 객원 연구원, 카나가와 현립 암센터 중입자선치료센터장, 공익재단법인 의용원자력기술연구진흥재단 부이사장이다.

1968년 홋카이도대학 의학부를 졸업한 후 미국 세인트빈센트병원 레지던트, 홋카이도대학 의학부 방사선과 강사를 역임하고 미국과 스위스에서 파이중간자 치료선을 연구했다. 그 후 쓰쿠바대학 임상의학계 교수, 양자선의학이용연구센터장, 국립방사선의학종합연구소(NIRS) 중입자의과학센터 병원장, 중입자의과학센터장, 국립방사선의학종합연구소(NIRS) 이사를 역임했다.

수상 내역으로는 타카마츠궁비 암연구기금학술상, 서보중수장(瑞宝中綬章)이 있다.

카마다 타다시 鎌田正

일본 국립방사선의학종합연구소(NIRS) 임상연구 클러스터장, 국립방사선의학종합연구소(NIRS) 병원장, 치바대학 · 홋카이도대학 객원교수이다.

1979년 홋카이도대학 의학부를 졸업한 후 홋카이도대학 의학부 부속병원 방사선과에서 근무했으며 국립방사선의학종합연구소(NIRS) 중입자의과학센터 병원 치료진단부의장, 중입자선의과학센터 치료과장, 중입자선 암 치료 임상시험 프로젝트 리더, 국립방사선의학종합연구소(NIRS) 중입자의과학센터 병원 치료과장, 임상치료 고도화 연구그룹 리더, 국립방사선의학종합연구소(NIRS) 중입자의과학센터장을 역임했다.

현대 과학과 의학이 이루어 낸 기적의 치료법

중입자선 암 치료

초판 1쇄 발행 2017년 7월 10일

지은이 츠지이 히로히코 · 카마다 타다시
옮긴이 (주)중입자치료지원센터코리아
펴낸이 전호림
기 획 매경헬스
책임편집 강현호
마케팅 황기철 김혜원

펴낸곳 매경출판㈜
등 록 2003년 4월 24일(No. 2-3759)
주 소 (04557) 서울시 중구 중무로 2 (필동1가) 매일경제 별관 2층 매경출판㈜
홈페이지 www.mkbook.co.kr **페이스북** facebook.com/maekyung1
전 화 02)2000-2630(기획편집) 02)2000-2636(마케팅) 02)2000-2606(구입 문의)
팩 스 02)2000-2609 **이메일** publish@mk.co.kr
인쇄·제본 ㈜M-print 031)8071-0961
ISBN 979-11-5542-698-2(03510)